中医执业助理医师资格考试
考前自测卷（全解析）

阿虎医考研究组　编

中国中医药出版社
·北　京·

图书在版编目（CIP）数据

中医执业助理医师资格考试考前自测卷：全解析/阿虎医考研究组编．—北京：中国中医药出版社，2019.1

（执业医师资格考试通关系列）

ISBN 978 - 7 - 5132 - 5261 - 4

Ⅰ.①中…　Ⅱ.①阿…　Ⅲ.①中医师 - 资格考试 - 题解　Ⅳ.①R2 - 44

中国版本图书馆 CIP 数据核字（2018）第 236890 号

中国中医药出版社出版

北京市朝阳区北三环东路 28 号易亨大厦 16 层

邮政编码　100013

传真　010 - 64405750

山东临沂新华印刷物流集团有限责任公司印刷

各地新华书店经销

开本 787 × 1092　1/16　印张 10.25 字数 252 千字

2019 年 1 月第 1 版　2019 年 1 月第 1 次印刷

书号　ISBN 978 - 7 - 5132 - 5261 - 4

定价　68.00 元

网址　www.cptcm.com

答 疑 热 线　010 - 86464504

购 书 热 线　010 - 89535836

维 权 打 假　010 - 64405753

微信服务号　zgzyycbs

微商城网址　https://kdt.im/LIdUGr

官 方 微 博　http://e.weibo.com/cptcm

天猫旗舰店网址　https://zgzyycbs.tmall.com

如有印装质量问题请与本社出版部联系(010 - 64405510)

使用说明

　　为进一步贯彻国家卫生健康委员会及国家中医药管理局关于执业医师资格考试的有关精神，进一步落实执业医师资格考试的目标要求，国家中医药管理局中医师资格认证中心颁布了最新版《执业医师资格考试大纲》。

　　为了配合新大纲的实施，帮助考生顺利通过考试，我们组织高等中医药院校相关学科的优秀教师团队，依据新大纲编写了相应的《执业医师资格考试通关系列丛书》。

　　本书为《执业医师资格考试通关系列丛书》中的一种。本书采取完全真卷形式。经深入解读大纲、剖析历年真题后根据真卷题量及学科分布设计，与真实试题相似度极高，供考生考前自测，并附有全部试题的答案解析，帮助考生在练习后快速找出自己的知识薄弱环节，迅速解决考生"为什么答案要选这个"的困惑。使考生在阶段性复习和临考前能够全面了解自己对知识的掌握情况，并通过练习熟悉考试科目分布，控制考试时间。随书配有 3 小时的习题精讲视频供考生观看复习。

目　　录

中医执业助理医师资格考试
考前自测卷(一)
(医学综合笔试部分)

考生姓名: _____

准考证号: _____

考　　点: _____

考 场 号: _____

A1 型选择题(1~104 题)

答题说明

每一道考试题下面有 A、B、C、D、E 五个备选答案。请从中选择一个最佳答案,并在答题卡上将相应题号的相应字母所属的方框涂黑。

1. 中医理论体系的主要特点是
   A. 阴阳五行和脏腑经络
   B. 五脏为中心的整体观
   C. 望闻问切和辨证论治
   D. 整体观念和辨证论治
   E. 辨证求因和审因论治

2. 属阴中之至阴的脏是
   A. 心
   B. 肝
   C. 脾
   D. 肺
   E. 肾

3. "寒极生热,热极生寒"主要说明的是
   A. 阴阳平衡
   B. 阴阳对立
   C. 阴阳消长
   D. 阴阳互根
   E. 阴阳转化

4. 《灵枢·本神》所言"因志而存变"谓之
   A. 志
   B. 智
   C. 虑
   D. 意
   E. 思

5. 下列错误的说法为
   A. 木为水之子
   B. 水为金之子
   C. 金为木之所胜
   D. 土为水之所不胜
   E. 金为水之母

6. 心脏的正常搏动,主要依赖于
   A. 心神
   B. 心血
   C. 心阴
   D. 心阳
   E. 心气

7. 表现为气血两亏者,多是哪两脏同病
   A. 心、肺
   B. 心、脾
   C. 心、肝
   D. 肺、脾
   E. 肺、肾

8. 根据藏象理论,肝其华在
   A. 面
   B. 爪
   C. 唇
   D. 毛
   E. 发

9. 三焦的生理功能是
   A. 通行元气
   B. 传化水谷
   C. 化生精气
   D. 调畅气机
   E. 宣发肃降

10. 全身气机升降的枢纽为
    A. 心、肾
    B. 肝、肺
    C. 脾、肾
    D. 脾、胃
    E. 肝、肾

11. 机体内物质转化和能量转化有赖于气的何
    种功能
    A. 推动功能
    B. 温煦功能
    C. 防御功能
    D. 固摄功能
    E. 气化功能

12. 下列关于五脏与血液关系的叙述,错误的
    是
    A. 肝主藏血
    B. 脾主统血
    C. 肾精化生血
    D. 肺气助心行血
    E. 心调节血流量

13. 对关节起润泽和滑利作用的主要是
    A. 精
    B. 气
    C. 血
    D. 津
    E. 液

14. 从头走足的经脉是
    A. 手三阴经
    B. 足三阴经
    C. 手三阳经
    D. 足三阳经
    E. 奇经八脉

15. 下列各项,与疼痛关系最密切的是
    A. 寒
    B. 风
    C. 湿
    D. 暑
    E. 燥

16. 与人体情志活动关系最密切的是
    A. 心、肺、肝

B. 心、肝、脾
C. 肺、脾、肾
D. 心、脾、肾
E. 心、肝、肾

17. 下列各项,与痰饮形成关系不密切的是
    A. 肾
    B. 肺
    C. 脾
    D. 心
    E. 三焦

18. 久病畏寒主要与下列哪种因素有关
    A. 风寒袭表
    B. 寒邪内侵
    C. 感受风邪
    D. 风湿外袭
    E. 阳气虚衰

19. "至虚有盛候"是指
    A. 正气虚极
    B. 真实假虚
    C. 真虚假实
    D. 阳热亢盛
    E. 阴虚阳盛

20. 阴病治阳的病理基础是
    A. 阳偏衰
    B. 阴偏衰
    C. 阴阳两虚
    D. 阳偏盛
    E. 阴偏盛

21. 下列属于因地制宜的治则的是
    A. 用温远温
    B. 用热远热
    C. 用凉远凉
    D. 用寒远寒
    E. 地势高而寒冷,其病多寒,治宜辛温

22. 疾病初期恶寒与发热同时并见,应属
    A. 疾病病症
    B. 表热里寒证
    C. 外感表证
    D. 半表半里证
    E. 表寒里热证

23. 外感热病中,正邪相争提示病变发展转折点的是
    A. 自汗
    B. 盗汗
    C. 战汗
    D. 绝汗
    E. 热汗

24. 情志郁结不舒所致胸痛的特点是
    A. 胸背彻痛
    B. 胸痛喘促
    C. 胸痛咳血
    D. 胸痛走窜
    E. 胸部刺痛

25. 下列不会导致失眠的是
    A. 痰湿内盛
    B. 食积胃脘
    C. 阴虚火旺
    D. 痰火扰心
    E. 心胆气虚

26. 妇女怀孕后厌食,呕恶,称为
    A. 恶食
    B. 厌食
    C. 纳减
    D. 纳呆
    E. 恶阻

27. 望神的重点是
    A. 目光
    B. 面色

C. 体态
D. 意识
E. 语言

28. 虚热证的面色是
    A. 满面通红
    B. 两颧潮红
    C. 面色青灰
    D. 面红如妆
    E. 面黄带晦

29. 下列哪项属实证
    A. 头形过大
    B. 头形过小
    C. 囟陷
    D. 囟填
    E. 解颅

30. 舌根所候的脏腑一般是
    A. 肝胆
    B. 肾
    C. 脾胃
    D. 三焦
    E. 心肺

31. 邪入营血证的舌象是
    A. 舌色淡红
    B. 舌质淡白
    C. 舌质绛红
    D. 舌质紫暗
    E. 舌起红刺

32. 声高有力,语无伦次,称为
    A. 郑声
    B. 谵语
    C. 错语
    D. 夺气
    E. 独语

33.嗳气酸腐者,多属
    A.肝胃不和
    B.肝脾不调
    C.脾胃虚弱
    D.宿食停积
    E.寒客于胃

34.按寸口脉分候脏腑,左关脉可候
    A.心与膻中
    B.肾与小腹
    C.脾与胃
    D.肝、胆与膈
    E.肺与胸中

35.极细而软,按之欲绝,若有若无的脉为
    A.细脉
    B.微脉
    C.濡脉
    D.弱脉
    E.缓脉

36.滑数脉的主病,常为
    A.痰热痰火
    B.肝火夹痰
    C.气分热盛
    D.肝郁化火
    E.素体痰盛

37.危重病人,突然头额冷汗大出,四肢厥冷,属于
    A.亡阴
    B.亡阳
    C.阳虚
    D.阴虚
    E.气血两虚

38.下列哪项不是血瘀证的表现
    A.面色黧黑
    B.肌肤甲错
    C.局部刺痛
    D.唇甲青紫
    E.头晕目眩

39.心气虚与心阳虚的共有症状是
    A.心悸怔忡,胸闷气短
    B.五心烦热,潮热盗汗
    C.头晕目眩,面白无华
    D.畏寒肢冷,面色白
    E.大汗淋漓,四肢厥冷

40.肝气郁结常见的临床表现是
    A.少气
    B.太息
    C.呃逆
    D.噫气
    E.气喘

41.下列哪项不是肾阴虚证的表现
    A.阳强易举
    B.遗精
    C.崩漏
    D.经少、经闭
    E.滑精早泄

42.面色无华、心悸、失眠、多梦、腹胀、食少、体倦,多是哪两脏同病
    A.心、肺
    B.心、肝
    C.心、脾
    D.肺、脾
    E.肺、肾

43.治疗痉挛抽搐,将全蝎与蜈蚣同用,其配伍关系是
    A.相反
    B.相恶
    C.相须
    D.相使

E. 相杀

B. 滑石

C. 石韦

44. 入汤剂宜包煎的药物是

D. 地肤子

　　A. 蒲黄

E. 木通

　　B. 麻黄

　　C. 大黄

50. 下列各药,常用治疗肝气郁结所致月经不

　　D. 姜黄

　　调的药物是

　　E. 雄黄

　　A. 香附

　　B. 木香

45. 具有疏散风热功效的药物是

　　C. 枳实

　　A. 金银花

　　D. 橘皮

　　B. 大青叶

　　E. 川楝子

　　C. 鱼腥草

　　D. 穿心莲

51. 鸡内金具有的功效是

　　E. 淡竹叶

　　A. 除痰浊

　　B. 化湿浊

46. 栀子具有的功效是

　　B. 行气血

　　A. 清热除烦,泻火解毒,利尿

　　D. 化结石

　　B. 泻火除烦,清热利湿,凉血解毒

　　E. 散郁结

　　C. 泻火解毒,利尿

　　D. 清热燥湿,泻火解毒,止血

52. 下列为治妇科经寒腹痛要药的是

　　E. 清热解毒,除烦止渴,消肿止痛

　　A. 茜草

　　B. 艾叶

47. 大黄炭多用于治疗

　　C. 三七

　　A. 湿热泻痢

　　D. 川芎

　　B. 水火烫伤

　　E. 乳香

　　C. 出血证

　　D. 湿热黄疸

53. 既能泻肺平喘,又能利水消肿的是

　　E. 瘀血经闭

　　A. 桑白皮、枇杷叶

　　B. 紫菀、款冬花

48. 下列能祛风,通络,用治小儿惊风的是

　　C. 海藻、昆布

　　A. 络石藤

　　D. 川贝母、浙贝母

　　B. 威灵仙

　　E. 桑白皮、葶苈子

　　C. 青风藤

　　D. 蕲蛇

54. 具有平肝潜阳,降逆,止血功效的药是

　　E. 秦艽

　　A. 石决明

　　B. 珍珠母

49. 具有清肝明目功效的药物是

　　C. 刺蒺藜

　　A. 车前子

　　D. 代赭石

E. 牡蛎

55. 下列各项,具有大补元气功效的药物是
    A. 人参
    B. 党参
    C. 黄芪
    D. 甘草
    E. 太子参

56. 既治肝肾不足,目暗不明,又治胎动不安的药物是
    A. 杜仲
    B. 巴戟天
    C. 狗脊
    D. 桑寄生
    E. 菟丝子

57. 主要用于肺胃阴虚证的药物是
    A. 北沙参
    B. 百合
    C. 石斛
    D. 墨旱莲
    E. 女贞子

58. 下列方剂具有宣肺疏风,止咳化痰功效的是
    A. 银翘散
    B. 杏苏散
    C. 桑杏汤
    D. 桑菊饮
    E. 止嗽散

59. 以下哪味药物不是麻子仁丸的组成药物
    A. 枳实
    B. 大黄
    C. 厚朴
    D. 芒硝
    E. 杏仁

60. 下列除哪项外均是蒿芩清胆汤的组成药物
    A. 猪苓、枳实
    B. 青蒿、黄芩
    C. 陈皮、碧玉散
    D. 枳壳、赤茯苓
    E. 竹茹、半夏

61. 下列方剂中含有干姜、半夏的是
    A. 八珍汤
    B. 枳术丸
    C. 半夏泻心汤
    D. 桂枝汤
    E. 橘皮竹茹汤

62. 组成药物中含有牛膝的方剂是
    A. 芍药汤
    B. 龙胆泻肝汤
    C. 清营汤
    D. 导赤散
    E. 玉女煎

63. 肾气丸所治消渴的病机是
    A. 肾阴不足
    B. 肾阳不足
    C. 阴阳两虚
    D. 虚火上炎
    E. 肾精虚衰

64. 理中丸与四君子汤中相同的药物是
    A. 人参、白术、茯苓
    B. 人参、白术、甘草
    C. 人参、茯苓、干姜
    D. 人参、干姜、甘草
    E. 人参、茯苓、甘草

65. 下列具有益气固表,敛阴止汗功效的是
    A. 生脉散
    B. 玉屏风散
    C. 参苓白术散

D. 桑螵蛸散

E. 牡蛎散

66. 苏合香丸的主治病证不包括

A. 猝然昏仆

B. 高热神昏

C. 心腹卒痛

D. 苔白脉迟

E. 中寒昏厥

67. 主治梅核气的常用方剂是

A. 苏子降气汤

B. 枳实薤白桂枝汤

C. 越鞠丸

D. 半夏厚朴汤

E. 旋覆代赭汤

68. 血府逐瘀汤中有

A. 白芍

B. 熟地

C. 牛膝

D. 三棱

E. 水蛭

69. 黄土汤主要用于治疗

A. 尿中带血,小便频数,赤涩热痛,舌红,脉数

B. 大便下血,面色萎黄,舌淡苔白,脉沉细无力

C. 痔疮出血,血色鲜红或晦暗

D. 咳嗽痰稠带血,胸胁作痛,颊赤便秘,舌红苔黄,脉弦数

E. 吐血,色鲜红,口干咽燥,舌红,弦数

70. 川芎茶调散主治

A. 外感风邪头痛

B. 肝阳上亢头痛

C. 瘀血阻络头痛

D. 血虚不荣头痛

E. 气虚不升头痛

71. 外感凉燥,治宜选用

A. 杏苏散

B. 桑杏汤

C. 养阴清肺汤

D. 麦门冬汤

E. 清燥救肺汤

72. 实脾散的组成药物中含有

A. 草豆蔻

B. 人参

C. 苍术

D. 干姜

E. 吴茱萸

73. 半夏白术天麻汤主治证的病机是

A. 阳虚阴盛,水饮内停

B. 实热老痰,上蒙清窍

C. 胆胃不和,痰浊内扰

D. 脾湿生痰,风痰上扰

E. 邪热内陷,痰热结胸

74. 二陈汤中燥湿化痰的药物是

A. 半夏、橘红

B. 半夏、茯苓

C. 半夏、生姜

D. 半夏、甘草

E. 茯苓、甘草

75. 乌梅丸主治证候中可见

A. 虚烦不寐

B. 食入吐蛔

C. 四肢欠温

D. 胸痛满闷

E. 嗳气吞酸

76. 发热最常见的原因是

A. 感染

B. 无菌性坏死物质吸收

C. 抗原 - 抗体反应

D. 内分泌与代谢障碍

E. 皮肤散热不良

77. 下列除哪项外,均可发生胸痛

A. 带状疱疹

B. 食管炎

C. 自发性气胸

D. 支气管哮喘

E. 肋软骨炎

78. 腹痛位于右下腹部,应首先考虑的是

A. 急性胆囊炎

B. 急性阑尾炎

C. 急性胰腺炎

D. 急性膀胱炎

E. 急性胃炎

79. 肺炎球菌肺炎的痰液特征是

A. 粉红色泡沫样痰

B. 鲜红色痰

C. 棕褐色痰

D. 铁锈色痰

E. 灰黄色痰

80. 下列哪项不属于吸气性呼吸困难

A. 喉头水肿

B. 气管受压

C. 气管异物

D. 支气管哮喘

E. 喉癌

81. 病史中最主要的部分是

A. 主诉

B. 现病史

C. 个人史

D. 既往史

E. 家族史

82. 颈部淋巴结肿大,疑为癌肿转移时,应首先考虑的是

A. 鼻咽癌

B. 食道癌

C. 结肠癌

D. 肺癌

E. 肝癌

83. 器质性二尖瓣狭窄的杂音性质为

A. 吹风样

B. 叹气样

C. 隆隆样

D. 乐音样

E. 机器样

84. 空腹时,听诊出现振水音,可见于

A. 幽门梗阻

B. 肾病综合征

C. 结核性腹膜炎

D. 肝硬化

E. 急性肠炎

85. 浅反射不包括下列哪项

A. 腹壁反射

B. 提睾反射

C. 角膜反射

D. 跖反射

E. 桡反射

86. 引起淋巴细胞减少最常见的疾病是

A. 免疫缺陷病

B. 感染性疾病

C. 扁桃体肿大

D. 慢性淋巴细胞白血病

E. 肺炎

87. 尿沉渣镜检每高倍视野多少个白细胞即视为异常

A. >3 个

B. >1 个

C. >5 个

D. >8 个

E. >10 个

88. 临床疑诊自发性气胸病人,应首选的检查方法是

A. B 型超声波

B. 胸部 CT

C. 胸部 X 线

D. 磁共振成像

E. 纤维支气管镜

89. 肺炎的最常见病因是

A. 变态反应

B. 环境因素

C. 遗传因素

D. 感染因素

E. 理化因素

90. 下列属于心肌梗死溶栓绝对禁忌证的是

A. 颈内动脉或椎基底动脉颅内段的血栓形成或栓塞性脑梗死

B. 插管术中意外造成的血栓或栓塞性脑梗死

C. 急性心肌梗死、肺梗死、肝肾静脉血栓形成、动静脉造瘘闭塞

D. 近三个月内发生脑出血的患者

E. 动脉内膜切除术后血栓形成或有难以切除的浮动血栓

91. 肝硬化患者出现血性腹水最有可能合并的疾病是

A. 原发性腹膜炎

B. 原发性肝癌

C. 胆汁性腹膜炎

D. 门静脉血栓形成

E. 结核性腹膜炎答案:B

92. 尿中出现白细胞管型,最可能的疾病是

A. 急性肾小球肾炎

B. 慢性肾小球肾炎

C. 狼疮性肾炎

D. 肾病综合征

E. 肾盂肾炎

93. 乙型肝炎属于

A. RNA 病毒

B. DNA 病毒

C. 细菌

D. 真菌

E. 螺旋体

94. 普通型流脑临床特征性体征是皮肤黏膜

A. 瘀点或瘀斑

B. 水疱

C. 黑痂

D. 斑丘疹

E. 脓肿

95. 典型细菌性痢疾的粪便呈

A. 稀水样

B. 米泔水样

C. 鲜血便

D. 黏液脓血便

E. 灰白色便

96. 在感染过程的五种结局中最不常见的表现是

A. 病原体被清除

B. 隐性感染

C. 显性感染

D. 病原携带状态

E. 潜伏性感染

97. 甲类传染病是指

A. SARS、狂犬病

B. 黑热病、炭疽

C. 人感染高致病性禽流感、天花

D. 鼠疫、霍乱

E. 伤寒、流行性出血热

98. 诊断艾滋病最简单的检测是

    A. 血清学试验检测 HIV 抗体

    B. 细胞培养(病毒分离)

    C. p24 抗原检测

    D. 病毒核酸检测

    E. HIV 抗原检测

99. 撰写"医家五戒十要"的医家是

    A. 李时珍

    B. 陈实功

    C. 孙思邈

    D. 张仲景

    E. 华佗

100. 最早形成医学伦理学学科体系的国家是

    A. 英国

    B. 美国

    C. 中国

    D. 法国

    E. 荷兰

101. 在使用辅助检查手段时,不适宜的是

    A. 认真严格地掌握适应证

    B. 可以广泛积极地依赖各种辅助检查

    C. 有利于提高医生诊治疾病的能力

D. 必要检查能尽早确定诊断和进行治疗

E. 应从患者的利益出发决定该做的项目

102. 卫生法中的法律责任,分别是

    A. 赔偿责任、补偿责任、刑事责任

    B. 经济责任、民事责任、刑事责任

    C. 行政处分、经济补偿、刑事责任

    D. 行政处罚、经济赔偿、刑事责任

    E. 民事责任、行政责任、刑事责任

103. 医师甲经执业医师注册,在某医疗机构执业。一年后,该医师受聘到另一预防机构执业,其改变执业地点和类别的行为

    A. 预防机构允许即可

    B. 应到准予注册的卫生行政部门办理变更注册手续

    C. 无需经过准予注册的卫生行政部门办理变更注册手续

    D. 任何组织和个人无权干涉

    E. 只要其医术高明,就不受限制

104. 《传染病防治法》规定应予以隔离治疗的是

    A. 疑似传染病病人

    B. 甲类传染病病人

    C. 甲类传染病病人和病原携带者

    D. 乙类传染病病人和病原携带者

    E. 除艾滋病病人、炭疽中的肺炭疽以外的乙类传染病病人

A2 型选择题(105~124 题)

答题说明

    每一道考题是以一个小案例出现的,其下面都有 A、B、C、D、E 五个备选答案。请从中选择一个最佳答案,并在答题卡上将相应题号的相应字母所属的方框涂黑。

---

105. 患者外感风寒,恶寒发热,头身疼痛,无汗,喘咳,治疗宜选用

    A. 麻黄

    B. 桂枝

    C. 细辛

    D. 杏仁

    E. 白前

106. 治疗小便热涩刺痛,尿色深红,或夹有血块,小腹疼痛者。宜选用
    A. 郁金
    B. 丹参
    C. 桃仁
    D. 牛膝
    E. 乳香

107. 患者久咳,近期又患蛔虫腹痛。治疗宜选用
    A. 诃子
    B. 芡实
    C. 乌梅
    D. 肉豆蔻
    E. 桑螵蛸

108. 患者,男,30岁。发热伴胸痛,咳嗽,体温持续40℃5日,1日内体温上下波动不超过1℃。其发热的热型应是
    A. 波状热
    B. 弛张热
    C. 间歇热
    D. 稽留热
    E. 不规则热

109. 患儿近日常感无力,精神委靡,食欲不佳,并诉右上腹隐痛。检查:面色黄,肝于肋缘下3cm可触及,有压痛。实验室检查:尿胆红素(+),尿胆原(+)。应首先考虑的是
    A. 蚕豆病
    B. 胃炎
    C. 胆道蛔虫症
    D. 急性病毒性肝炎
    E. 胆结石

110. 某小儿,男性,额、头顶、颞和枕部膨大呈圆形,颜面相对很小,伴颈部静脉充盈及落日现象,见于
    A. 脑积水
    B. 佝偻病
    C. 颅内高压
    D. 痴呆症
    E. 先天性梅毒

111. 患者,男,20岁。咳嗽伴低热、盗汗、乏力1个月。X线显示右上肺云雾状阴影。应首先考虑的是
    A. 原发型肺结核
    B. 血行播散型肺结核
    C. 浸润型肺结核
    D. 慢性纤维空洞型肺结核
    E. 结核性胸膜炎

112. 某患者对奎尼丁过敏,房颤复律后最好选用何种药物预防复发
    A. 普萘洛尔
    B. 胺碘酮
    C. 维拉帕米
    D. 地高辛
    E. 普鲁卡因胺

113. 患者,男,50岁。有高血压病史10年。今日剧烈头痛,眩晕,呕吐。查体:无肢体活动障碍,血压200/120mmHg,意识模糊。应首先考虑的是
    A. 急进型高血压
    B. 高血压脑病
    C. 高血压性心脏病
    D. 脑出血
    E. 脑血栓形成

114. 患者,男,65岁。近来常感心慌,心电图可见提前出现的正常QRS波群,其前P波形态与窦性P波略不相同,代偿间歇不完全。应诊断为
    A. 室性心动过速
    B. 室性期前收缩

C. 房性期前收缩

D. 心房颤动

E. 一度房室传导阻滞

115. 患者,女,18 岁。头痛 1 天,以后头部为重,痛如锥刺,舌淡。治疗除用阿是穴外,应选取

A. 天柱、后溪、昆仑

B. 上星、头维、合谷

C. 百会、通天、行间

D. 率谷、太阳、悬钟

E. 血海、合谷、申脉

116. 某女,素有高血压史,晨五时起床小便,突然左侧上肢肢体麻木,活动不利,并伴有头晕目眩,苔白腻,脉弦滑,治疗应选取

A. 曲池、外关、合谷、尺泽

B. 阳陵泉、曲泉、大敦、太溪

C. 廉泉、太阳、支沟、劳宫

D. 足三里、三阴交、阴陵泉、风池

E. 内关、水沟、三阴交、极泉、尺泽、委中

117. 患者,男,45 岁。自觉心慌心烦,时息时作,健忘失眠。治疗应首选

A. 三阴交

B. 神门

C. 足三里

D. 太溪

E. 合谷

118. 患者,男,30 岁。昨日起胃脘胀痛,饮食不下,今天见呕吐频频。治疗应首选

A. 内庭

B. 丰隆

C. 太冲

D. 内关

E. 合谷

119. 患者,女,50 岁。因恼怒致胃脘胀痛,嗳

气,呕酸,舌苔薄白,脉弦。依据"近部取穴"的原则,治疗应首选

A. 足三里

B. 膻中

C. 太冲

D. 天枢

E. 中脘

120. 患者,女,27 岁。怀孕 7 个月,检查发现胎位不正。纠正胎位应首选

A. 人中

B. 申脉

C. 昆仑

D. 少泽

E. 至阴

121. 患者,男,42 岁。患慢性阑尾炎 3 年,经常反复发作,发时右下腹隐隐疼痛,痛处固定不移,腹皮微急,伴轻度恶心欲吐,便干溲黄,舌苔薄黄,脉弦。治疗应首选

A. 中脘、天枢、足三里、三阴交

B. 气海、关元、合谷、阑尾穴

C. 天枢、曲池、外关、合谷

D. 天枢、上巨虚、地机、阑尾穴

E. 曲池、内庭、中脘、阑尾穴

122. 患者,男,24 岁。目赤肿痛,眼涩难开,流泪,畏光,伴发热、恶风、头痛,舌苔薄黄,脉浮数。治疗除取睛明、太阳、合谷、太冲外,还应加

A. 风池、侠溪

B. 印堂、内庭

C. 少商、外关

D. 关冲、支沟

E. 四白、养老

123. 患者鼻流浊涕,黄稠腥臭,伴头痛头晕,口苦咽干,舌红苔黄,脉弦数。治疗应以

A. 手太阴、手阳明经穴为主

B. 手太阴、任脉经穴为主

C. 手阳明、手太阳、督脉经穴为主

D. 手阳明、足厥阴、足少阳经穴为主

E. 足阳明、足太阳经穴为主

124. 患者牙痛剧烈,伴口臭,口渴,便秘,舌苔 | 黄,脉洪。治疗应首选

A. 风池

B. 外关

C. 足三里

D. 地仓

E. 内庭

B1 型选择题(125~150 题)

答题说明
以下提供若干组考题,每组考题共用在考题前列出的 A、B、C、D、E 五个备选答案。请从中选择一个与问题关系最密切的答案,并在答题卡上将相应题号的相应字母所属方框涂黑。某个备选答案可能被选择一次、多次或不被选择。

A. 相克

B. 相乘

C. 相侮

D. 母病及子

E. 子病及母

125. 肝火犯肺,属于

126. 脾病传肾,属于

A. 真寒假热

B. 上热下寒

C. 真实假虚

D. 因实致虚

E. 里虚寒证

127. 属转化关系的是

128. 属错杂关系的是

A. 胀痛

B. 绞痛

C. 刺痛

D. 重痛

E. 隐痛

129. 湿邪侵袭

130. 寒邪侵袭

A. 肺肾气虚

B. 肺气虚

C. 脾肺气虚

D. 心肺气虚

E. 肾气不固

131. 久病咳喘,乏力少气,呼多吸少,自汗耳鸣,舌淡脉弱。其证候是

132. 久病咳喘,胸闷心悸,乏力少气,自汗声低,舌淡脉弱。其证候是

A. 本品有一定毒性,不宜持续和过量服用

B. 脾虚便溏者不宜服用

C. 大量服用能引起呃逆、眩晕、呕吐等反应

D. 与热茶同服可致呃逆、腹泻

E. 本品与乌头相反

133. 使用苦楝皮时应注意

134. 使用槟榔时就注意

A. 羚角钩藤汤

B. 大定风珠

C. 天麻钩藤饮

D. 消风散

E. 镇肝息风汤

135. 患者高热不退,手足抽搐,有时神昏,舌绛而干,脉弦数。治疗应选用

136. 患者皮肤疹出色红,瘙痒,抓破后渗出津水,舌苔白,脉浮数有力。治疗应选用

A. 窒息感

B. 双下肢水肿

C. 发热

D. 咯血

E. 昏迷

137.二尖瓣狭窄出现呼吸困难时,常伴有

138.急性脑血管疾病出现呼吸困难时,常伴有

A. 破伤风

B. 中风

C. 面风

D. 帕金森病(震颤麻痹)

E. 麻风病

139.苦笑面容见于

140.面具面容见于

A. 胸痛的部位

B. 胸痛的性质

C. 胸痛持续的时间

D. 心电图检查

E. 血沉

141.心绞痛与急性心肌梗死的主要鉴别依据是

142.心绞痛与心脏神经官能症的主要鉴别依据是

A. 氟喹诺酮类

B. 头孢三代

C. 地西泮

D. 大蒜素液

E. 黄连素

143.治疗细菌性痢疾只用于中毒型菌痢的是

144.治疗细菌性痢疾只用于慢性菌痢的是

A. 变质性炎

B. 化脓性炎

C. 增生性炎

D. 出血性炎

E. 假膜性炎

145.流行性脑脊髓膜炎,病理变化为

146.流行性乙型脑炎,其病理变化为

A. 医学关系中的主体在道义上应享有的权利和利益

B. 医学关系中的主体在道义上应履行的职责和使命

C. 医学关系的主体对应尽义务的自我认识和自我评价的能力

D. 医学关系中的主体因履行道德职责受到褒奖而产生的自我赞赏

E. 医学关系中的主体在医疗活动中对自己和他人关系的内心体验和感受

147.作为医学伦理学基本范畴的良心是指

148.作为医学伦理学基本范畴的情感是指

A. 劣药

B. 假药

C. 残次药品

D. 仿制药品

E. 特殊药品

149.药品成分的含量不符合国家药品标准的是

150.药品所含成分与国家药品标准规定的成分不符合的是

A1 型选择题(1~58 题)

1. 下列各项,不属于感冒常见病因的是
   A. 风寒
   B. 风热
   C. 暑湿
   D. 食滞
   E. 时行病毒

2. 咳嗽的辨证,应首先辨清
   A. 表里
   B. 虚实
   C. 寒热
   D. 阴阳
   E. 上下

3. 治疗哮病之肺脾气虚证宜选用
   A. 金匮肾气丸合参蛤散
   B. 参附汤
   C. 生脉散合补肺汤
   D. 生脉地黄汤合金水六君煎
   E. 六君子汤

4. 喘证表寒肺热证选用方剂为
   A. 麻黄汤合华盖散
   B. 麻杏石甘汤
   C. 桑白皮汤
   D. 二陈汤合三子养亲汤
   E. 五磨饮子

5. 治疗肺痈溃脓期,应首选
   A. 如金解毒散
   B. 犀黄丸
   C. 桔梗白散
   D. 千金苇茎汤
   E. 加味桔梗汤

6. 癫证的治疗应以下列哪项为主
   A. 清心泻火,涤痰醒神
   B. 理气化痰,活血化瘀
   C. 理气解郁,化痰醒神
   D. 镇心祛痰,安神定志
   E. 健脾养心,益气安神

7. 胃脘隐痛,喜温喜按,得食痛减,神疲乏力,手足欠温,纳差便溏,舌淡苔白,脉迟缓者,治疗选用
   A. 良附丸
   B. 理中丸
   C. 小建中汤
   D. 黄芪建中汤
   E. 大建中汤

8. 下列各项,除哪项外,均是腹痛的常见病因
   A. 外感时邪
   B. 饮食不节
   C. 情志失调
   D. 阳气素虚
   E. 外感风燥

9. 下列哪些不属于痢疾的诊断要点
   A. 腹痛
   B. 里急后重
   C. 大便次数增多
   D. 泻下赤白脓血便
   E. 肛门灼热

10. 治疗阳虚便秘的最佳选方是
    A. 济川煎
    B. 右归丸
    C. 半硫丸

D.温脾汤

E.麻子仁丸

11.头痛牵引项背多属

A.太阳经头痛

B.厥阴经头痛

C.少阳经头痛

D.阳明经头痛

E.少阴经头痛

12.治疗眩晕痰浊中阻证,应首选

A.天麻钩藤饮

B.半夏白术天麻汤

C.镇肝息风汤

D.补阳还五汤

E.地黄饮子

13.治疗中风后遗症半身不遂,气虚血瘀证,治疗应选用

A.天麻钩藤饮

B.半夏白术天麻汤

C.镇肝息风汤

D.补阳还五汤

E.局方至宝丹

14.下列哪项不属于阴水的特点是

A.多由下而上,继及全身

B.肿处皮肤绷急光亮

C.按之凹陷不易恢复

D.多逐渐发病

E.小便少赤涩

15.郁证的主要治法是

A.调理阴阳

B.疏通气机

C.滋养气血

D.调和营卫

E.调理气血

16.治疗积聚气机阻滞证,应首选

A.柴胡疏肝散

B.五磨饮子

C.六磨汤

D.木香顺气散

E.大承气汤

17.慢性肺心病最常发生的休克是

A.中毒性休克

B.失血性休克

C.心源性休克

D.过敏性休克

E.低血糖性休克

18.我国高血压病最常见的死亡原因是

A.高血压危象

B.急性脑血管病

C.尿毒症

D.心力衰竭

E.缺血性心脏病

19.慢性上腹痛,呕吐后缓解,可见于

A.胆石症

B.反流性食管炎

C.幽门梗阻

D.慢性阑尾炎

E.溃疡病

20.下列哪项容易引起泌尿系感染

A.肾盂造影

B.导尿

C.核素肾图检查

D.肾穿刺

E.血液透析

21.2型糖尿病患者空腹血糖正常,餐后血糖12.2,治疗宜选用

A.阿卡波糖

B.二甲双胍

C.胰岛素

D.格列本脲

E.格列喹酮

22.冻疮的命名方法是

A.以病因命名

B.以部位命名

C.以疾病特征命名

D.以形态命名

E.以范围大小命名

23.肿势或软如绵,或硬如馒,形态各异,不红不热。其肿的性质是

A.热肿

B.寒肿

C.风肿

D.痰肿

E.湿肿

24.下列各项,皮损范围为 2cm 左右的是

A.无头疽

B.痈

C.有头疽

D.颜面部疔疮

E.有头疖

25.下列疔疮,容易损筋伤骨的是

A.烂疔

B.红丝疔

C.颜面疔

D.疫疔

E.手足疔

26.下列各项,不属于疔疮走黄的原因的是

A.麻痘余毒未清

B.误食辛热之品

C.早期失治

D.挤压碰撞

E.过早切开

27.岩瘤的病机是

A.标本俱实

B.标本俱虚

C.气机不畅

D.本虚标实

E.气滞血瘀

28.下列外治法,可用于治疗白秃疮、肥疮的是

A.拔发法

B.挑治法

C.挂线法

D.结扎法

E.熏法

29.贯穿结扎法最适用的是

A.内痔嵌顿

B.静脉曲张性外痔Ⅱ

C.血栓性外痔

D.赘皮外痔

E.Ⅱ、Ⅲ期内痔

30.顾步汤适用的脱疽证候是

A.寒湿阻络

B.血脉瘀阻

C.湿热毒盛

D.热毒伤阴

E.气阴两虚

31.一期梅毒和三期梅毒分别又称为

A.硬下疳、杨梅结毒

B.硬下疳、杨梅疮

C.杨梅疮、杨梅结毒

D.杨梅结毒、杨梅疮

E.杨梅结毒、硬下疳

32.下列除哪项外,均是胞宫的别称

A.胞室

B.子宫

C.子处

D. 阴户

E. 女子胞

A. 白术散

B. 六味地黄丸

C. 五苓散

D. 真武汤

E. 健固汤

33. 下列有关预产期的计算正确的是

　　A. 以末次月经结束后的第一天起计算

　　B. 以末次月经的最后一天起计算

　　C. 以尿检阳性的第一天起计算

　　D. 以末次月经的第一天起计算

　　E. 月数加9(或减3)日数加14

39. 治疗血瘀不孕症偏于寒,应首选

　　A. 血府逐瘀汤

　　B. 膈下逐瘀汤

　　C. 少腹逐瘀汤

　　D. 桃红四物汤

　　E. 开郁种玉汤

34. 下列哪项不是月经先期肝郁化热证的主症

　　A. 经量或多或少

　　B. 色鲜红或紫红

　　C. 胸闷,乳胀

　　D. 小腹疼痛拒按

　　E. 精神抑郁

40. 小儿能独走的时间一般是

　　A. 8 个月

　　B. 10 个月

　　C. 12 个月

　　D. 16 个月

　　E. 18 个月

35. 治疗月经后期虚寒证,应首选

　　A. 温经汤(妇人大全良方)

　　B. 桂枝茯苓丸

　　C. 艾附暖宫丸

　　D. 寿胎丸

　　E. 归肾丸

41. 小儿易发生好动、惊惕、抽风等症,原因主要是

　　A. 心常有余

　　B. 肝常有余

　　C. 脾常不足

　　D. 稚阳未充

　　E. 肾常虚

36. "治崩三法"是指

　　A. 止血、固脱、调经

　　B. 调经、固本、善后

　　C. 补肾、扶脾、调肝

　　D. 塞流、澄源、复旧

　　E. 调经、止血、养神

42. 下列除哪项外,均可使用培元补肾法

　　A. 解颅

　　B. 五迟

　　C. 五软

　　D. 哮喘

　　E. 肺炎喘咳

37. 下列哪项不是闭经的临床常见证型

　　A. 湿热下注

　　B. 痰湿阻滞

　　C. 肝肾不足

　　D. 气血虚弱

　　E. 气滞血瘀

43. 小儿咳嗽风寒束肺证宜选用的方剂是

　　A. 小青龙汤

　　B. 金沸草散

　　C. 清宁散

38. 治疗肾虚型子肿的代表方剂是

D. 沙参麦冬汤

E. 二陈汤合三子养亲汤

44. 治疗鹅口疮心脾积热证,应首选

A. 凉膈散

B. 泻黄散

C. 清热泻脾散

D. 泻心导赤散

E. 知柏地黄丸

45. 小儿厌食脾失健运证的治法是

A. 调和脾胃,运脾开胃

B. 健脾益气,佐以温中

C. 滋脾养胃,佐以助运

D. 运脾化湿,消积开胃

E. 补脾开胃,消食助运

46. 疬腮毒窜睾腹证的治法是

A. 疏风清热,散结消肿

B. 清肝泻火,活血止痛

C. 清热解毒,软坚散结

D. 清热解毒,息风开窍

E. 清肝泻火,软坚散结

47. 下列十二经脉的流注次序中,错误的是

A. 肝经 – 胆经

B. 心经 – 小肠经

C. 脾经 – 心经

D. 肺经 – 大肠经

E. 肾经 – 心包经

48. 被称为"阳脉之海"的经脉是

A. 带脉

B. 任脉

C. 冲脉

D. 督脉

E. 阴维脉

49. 小肠的下合穴是

A. 上巨虚

B. 下巨虚

C. 足三里

D. 阳陵泉

E. 委中

50. 八脉交会穴中,治疗心、胸、胃病证的腧穴是

A. 后溪、申脉

B. 公孙、内关

C. 临泣、外关

D. 列缺、照海

E. 外关、内关

51. 肘横纹中,肱二头肌腱桡侧凹陷中的腧穴是

A. 尺泽

B. 曲泽

C. 少海

D. 小海

E. 曲池

52. 肩峰前下方,当肩峰与肱骨大结节之间的腧穴是

A. 肩髎

B. 肩髃

C. 肩贞

D. 天宗

E. 曲垣

53. 以下不属任脉的穴位是

A. 气海

B. 关元

C. 长强

D. 中脘

E. 神阙

54. 以下穴位采用提捏进针法的是

A. 睛明穴

B. 印堂穴

C. 大椎穴

D. 关元穴

E. 鸠尾穴

55. 中脘配胃俞治疗胃痛,应属于

A. 上下配穴

B. 前后配穴

C. 左右配穴

D. 表里经配穴

E. 同名经配穴

56. 既可治疗脾胃病,又多用于生殖泌尿系统疾病的穴位为

A. 三阴交

B. 梁丘

C. 公孙

D. 阴陵泉

E. 胃俞

57. 治疗盗汗或热病汗不出的腧穴是

A. 大椎

B. 风池

C. 复溜

D. 太溪

E. 合谷

58. 针灸治疗漏肩风时,属于远部取穴的是

A. 关元

B. 肩前

C. 肩贞

D. 商阳

E. 合谷

A2 型选择题 (59 ~ 100 题)

> **答题说明**
>
> 每一道考题是以一个小案例出现的,其下面都有 A、B、C、D、E 五个备选答案。请从中选择一个最佳答案,并在答题卡上将相应题号的相应字母所属的方框涂黑。

59. 患者,男,23 岁。发热,微恶风,鼻塞喷嚏,流稠涕,咽痛,咳嗽痰稠,舌苔薄黄,脉浮数。其治法是

A. 辛温解表

B. 辛凉解表

C. 清暑解表

D. 益气解表

E. 滋阴解表

60. 患者,男,25 岁。气粗息涌,喉中痰鸣,胸高胁胀,咳痰色黄,口渴,舌红苔黄,脉弦滑。治疗应首选

A. 麻杏石甘汤

B. 桑白皮汤

C. 越婢加半夏汤

D. 清金化痰汤

E. 定喘汤

61. 患者心悸,善惊易恐,坐卧不安,多梦易醒,舌苔薄白,脉虚数。其证候是

A. 心脾两虚

B. 阴虚火旺

C. 心虚胆怯

D. 心血不足

E. 水饮凌心

62. 患者,女,53 岁,症见胸痛彻背,感寒痛甚,胸闷气短,心悸,面色苍白,四肢厥冷,舌苔白,脉沉细。其证候是

A. 心血瘀阻

B. 痰浊闭阻

C. 寒凝心脉

D. 心肾阴虚

E. 气滞心胸

63. 患者心烦不寐,痰多胸闷,嗳气吞酸,恶心欲吐,饮食减少,口苦目眩,舌红苔黄腻,脉滑数。治疗应首选

　　A. 丹栀逍遥散

　　B. 黄连温胆汤

　　C. 黄连阿胶汤

　　D. 归脾汤

　　E. 安神定志丸

64. 患者突然昏倒仆地,神志不清,牙关紧闭,两目上视,手足抽搐,口吐涎沫,不久渐醒,醒后疲乏无力,舌苔白腻。其治法是

　　A. 豁痰开窍,息风定痫

　　B. 理气化痰,活血化瘀

　　C. 镇心祛痰,安神定志

　　D. 清肝泻火,养血安冲

　　E. 清肝泻火,化痰开窍

65. 患者大便溏泻,稍进油腻之物则大便次数增多,饮食减少,脘腹胀闷不舒,面色萎黄,肢倦乏力,舌淡苔白,脉濡弱。其证候是

　　A. 脾虚不运

　　B. 脾胃不和

　　C. 脾胃虚弱

　　D. 脾胃阳虚

　　E. 肾阳虚衰

66. 患者,男,30 岁。腹痛,里急后重,赤多白少,肛门灼热,小便短赤,舌红苔黄,脉滑数。其证候是

　　A. 疫毒痢

　　B. 湿热痢

　　C. 阴虚痢

　　D. 休息痢

　　E. 寒湿痢

67. 患者腹大坚满,脘腹绷急,烦热口苦,渴不欲饮,小便短赤,便溏不爽,舌红苔黄腻,脉滑数。其证候是

　　A. 气滞湿阻

　　B. 寒湿困脾

　　C. 湿热蕴结

　　D. 脾胃阳虚

　　E. 肝脾血瘀

68. 患者,女,38 岁。头痛如裹,身体困重酸楚,恶寒而身热不扬,舌苔白滑,脉濡。治疗应首选

　　A. 羌活胜湿汤

　　B. 独活寄生汤

　　C. 新加香薷饮

　　D. 加味二妙散

　　E. 藿朴夏苓汤

69. 患者眩晕,动则加剧,劳累即发,不寐心悸,神疲懒言,倦怠食少,唇甲不华,舌质淡,脉细弱。其治法是

　　A. 补养气血,健运脾胃

　　B. 补中益气,调和肝胃

　　C. 益气养血,调理心肾

　　D. 养血柔肝,补益脾肺

　　E. 养血安神,滋补肝肾

70. 患者,男,60 岁。平素头晕头痛,发病时突然昏倒,不省人事,口舌歪斜,半身不遂,牙关紧闭,面赤身热,舌红苔黄,脉弦数。其诊断是

　　A. 中风中经络络脉空虚风邪入中

　　B. 中风中经络肝肾阴虚风阳上扰

　　C. 中风中脏腑闭证阳闭

　　D. 中风中脏腑闭证阴闭

　　E. 中风中脏腑脱证

71. 患者,女,60 岁。小便涩痛,尿色淡红,反复发作,疼痛不重,形体消瘦,腰酸膝软,舌

淡红,脉细。其诊断是

A. 血淋

B. 消渴

C. 热淋

D. 劳淋

E. 癃闭

72. 患者多食易饥,形体消瘦,大便干燥,苔黄,脉滑实有力。其证候是

A. 上消之肺热津伤证

B. 中消之胃热炽盛证

C. 下消之肾阴亏虚证

D. 上消之阴阳两虚证

E. 中消之气阴亏虚证

73. 肢体关节重着、酸痛、痛有定处,手足沉重,肌肤麻木不仁者,可诊断为

A. 行痹

B. 痛痹

C. 着痹

D. 热痹

E. 久痹

74. 患者,男,60 岁。反复咳嗽,咯痰 10 年,近 3 年每当秋冬发病,天气变暖后逐渐减轻。检查:两肺闻及散在干啰音。X 线显示肺纹理增多。其诊断是

A. 肺结核

B. 肺癌

C. 支气管扩张

D. 支气管哮喘

E. 慢性支气管炎

75. 患者面颊暗红,口唇发绀。查体:心尖部有舒张期震颤。应首先考虑的是

A. 肺心病

B. 高血压性心脏病

C. 甲亢性心脏病

D. 风心病

E. 冠心病

76. 某男,饱餐后突发剧烈中上腹刀割样疼痛,板状腹,最可能的诊断是

A. 急性阑尾炎

B. 消化性溃疡穿孔

C. 急性胃炎

D. 急性胆囊炎

E. 急性胰腺炎

77. 患者,男,50 岁。乙肝病史 6 年,呕血 1 天。检查:腹壁静脉曲张,肝肋下未触及,脾肋下 3cm,腹水征(+)。HBsAg(+),白蛋白降低,A/G < 1,丙氨酸转氨酶升高。其诊断为

A. 慢性肝炎

B. 肝硬化合并上消化道出血

C. 消化性溃疡合并上消化道出血

D. 白血病

E. 原发性肝癌

78. 患者,男,28 岁。高度水肿近 1 年,血压 140/90mmHg。检查:尿蛋白(+ + + +),镜检红细胞 0 ~ 8 个/高倍视野。白蛋白/球蛋白 = 2.2/2.0,酚红排泄率42% ,血胆固醇 7mmol/L。其诊断是

A. 慢性肾炎普通型

B. 慢性肾炎肾病型

C. 慢性肾炎高血压型

D. 慢性肾炎急性发作型

E. 慢性肾盂肾炎

79. 患者,男,32 岁。腹胀,全身疼痛半个月。检查:脾肋缘下 6cm,白细胞计数 160.0 × 10^9/L,白细胞分类可见各阶段幼稚粒细胞少许。其诊断是

A. 脾功能亢进

B. 门脉性肝硬化

C. 急性粒细胞白血病

D. 慢性粒细胞白血病

E. 急性淋巴细胞白血病

80. 患者,女,20 岁。患糖尿病 2 年,在家中使用胰岛素治疗,1 小时前病人昏迷。检查:皮肤湿冷,血压 110/70mmHg,尿素氮 4.3mmol/L,二氧化碳结合力 21mmol/L。应首先考虑的是

A. 糖尿病酮症酸中毒

B. 低血糖反应

C. 糖尿病高渗性昏迷

D. 急性脑血管病

E. 尿毒症

81. 患者,女,32 岁。左臀部出现硬结,红热不显,有触痛,步行不便,有患部肌肉注射史。应首先考虑的是

A. 无头疽

B. 有头疽

C. 臀痈

D. 痈

E. 肉瘤

82. 颈部核块如黄豆大小,一个或数个,可同时出现或相继发生,皮色不变,质稍硬,表面光滑,不热不痛,推之能活动。治疗应首选

A. 生肌散

B. 内托生肌散加减

C. 逍遥散合二陈汤加减

D. 香贝养营汤合六味地黄汤加减

E. 托里消毒散

83. 患者,男,45 岁。左上臂内侧有一肿块,呈半球形,暗红色,质地柔软,状如海绵,压之可缩小。应首先考虑的是

A. 气瘤

B. 筋瘤

C. 脂瘤

D. 血瘤

E. 肉瘤

84. 患者,男,33 岁,患白疕,发病较久,皮疹多呈斑片状,颜色淡红,鳞屑减少,干燥皲裂,自觉瘙痒,伴口干,舌质淡红,苔少,脉沉细。其治法是

A. 清热泻火,凉血解暑

B. 清利湿热,解暑通络

C. 活血化瘀,解毒通络

D. 养血滋阴,润肤息风

E. 清热凉血,解暑消斑

85. 患者,男,68 岁。因感冒伴发口唇成群小水疱,破溃后呈糜烂与结痂,自觉瘙痒,灼热。其治法是

A. 内服黄连解毒汤

B. 内服普济消毒饮

C. 内服五味消毒饮

D. 外搽青吹口油膏

E. 外搽白玉膏

86. 患者,女,21 岁。手背部有 5 ~ 6 枚表面光滑的扁平丘疹,如针头到米粒大,呈淡褐色,偶有瘙痒感。其诊断是

A. 传染性软疣

B. 寻常疣

C. 掌跖疣

D. 丝状疣

E. 扁平疣

87. 患者,女,21 岁。月经提前 9 天,量时多时少,色紫红,质稠,有时有血块,经前乳胀,少腹两侧胀痛,精神抑郁,舌红苔薄黄,脉弦数。治疗应首选

A. 丹栀逍遥散

B. 保阴煎

C. 清经散

D. 知柏地黄汤

E. 两地汤

88. 患者,女,25 岁,已婚。月经周期或先或后,经量或多或少,色暗有小块,经行不畅,乳房作胀,舌苔薄白,脉弦。其证型是
    A. 肝郁化热
    B. 肝郁
    C. 肾虚
    D. 脾虚肝郁
    E. 肾虚肝郁

89. 患者,女,27 岁,未婚。经间期出血,色红,无血块,无腹痛,头晕腰酸,大便艰,溲黄,舌红,脉细弦数。治疗应首选
    A. 六味地黄丸
    B. 清肝止淋汤
    C. 逐瘀止血汤
    D. 两地汤
    E. 清肝引经汤

90. 患者,女,18 岁。月经紊乱,现阴道出血 20 天,开始 1 周量多如注,后淋沥不止,色深红,质稠,溲黄便干,舌红苔黄,脉洪数。治疗应首选
    A. 清经散
    B. 保阴煎
    C. 清热固经汤
    D. 清热调血汤
    E. 清肝止淋汤

91. 患者,女,26 岁,未婚。既往月经量少,现停经 6 个月,形体日渐肥胖,伴神疲倦怠,肢体沉重,面浮足肿,舌苔白腻,脉滑。其证候是
    A. 气滞血瘀
    B. 痰湿阻滞
    C. 肝肾不足
    D. 气血虚弱
    E. 肾阳不足

92. 患者,女,34 岁,已婚。患痛经 2 年,经前或

经期小腹冷痛,痛甚则呕恶,经色紫暗、有块、块下痛减,形寒肢冷,面色苍白,舌紫暗有瘀点。其证型是
    A. 气滞血瘀
    B. 寒凝血瘀
    C. 气虚血瘀
    D. 肾虚血瘀
    E. 热郁血瘀

93. 患者,女,18 岁,未婚。每逢经期鼻衄,量中等,经行量少,色鲜,伴心烦易怒,两胁胀痛,舌红,苔黄,脉弦数。治疗应首选
    A. 加味逍遥散
    B. 清肝引经汤
    C. 顺经汤
    D. 清经散
    E. 清热固经汤

94. 患者,女,29 岁,已婚。妊娠 2 个月,胎动不安,阴道少量出血,色淡,质稀,腰酸腹痛,神疲肢倦,面色白,脉细滑缓。其证候是
    A. 肾虚
    B. 血热
    C. 阴虚
    D. 气血虚弱
    E. 外伤

95. 患儿,2 岁,纳差 2 个月,腹泻 1 周。平素食欲不振,挑食偏食,近日大便日行 3 ~4 次,食后作泻,面色萎黄,舌淡苔白,指纹淡红。治疗应首选
    A. 熏洗法
    B. 擦拭法
    C. 割治疗法
    D. 推拿疗法
    E. 拔罐疗法

96. 患儿,10 岁。昨天受凉后,见喷嚏、鼻塞、流清涕,今晨起喘咳,咯痰稠黄,口渴欲饮,

大便干燥。查体:鼻扇,口周发绀,咽红,双肺满布哮鸣音,舌质红,苔薄白,脉滑数。其证候是

A. 寒性哮喘

B. 热性哮喘

C. 外寒内热

D. 肺实肾虚

E. 肺肾阴虚

97. 患儿,男,6 岁。皱眉眨眼,摇头耸肩,嘴角抽动,时伴异常发声,病情时轻时重。抽动时能受意志遏制,可暂时不发作。查脑电图未见异常。其诊断是

A. 习惯性抽搐

B. 多发性抽搐

C. 癫痫

D. 注意力缺陷多动症

E. 风湿性舞蹈病

98. 患儿,3 岁。筋骨萎弱,发育迟缓,坐、立、行走、牙齿的发育都晚于同龄小儿,颈项萎软;目无神采,夜卧不安,舌淡,苔少。其证候是

A. 脾肾气虚

B. 痰瘀阻滞

C. 肝肾亏损

D. 心脾两虚

E. 肾阳亏虚

99. 患儿,2 岁。持续壮热 5 天,起伏如潮,肤有微汗,烦躁不安,目赤眵多,皮疹布发,疹点由细小稀少而逐渐稠密,疹色先红后暗,皮疹凸起,触之碍手,压之褪色,大便干结,小便短少,舌质红赤,舌苔黄腻,脉数有力。治疗应首选

A. 宣毒发表汤

B. 清解透表汤

C. 沙参麦冬汤

D. 麻杏石甘汤

E. 羚角钩藤汤

100. 患儿,5 岁。臀部及下肢紫癜 1 天,呈对称性,色鲜红,瘙痒,发热,舌红,苔薄黄,脉浮数。治疗应首选

A. 犀角地黄汤

B. 连翘败毒散

C. 归脾汤

D. 化斑汤

E. 大补阴丸

A3 型选择题(101～118 题)

答题说明

以下提供若干个案例,每个案例下设 3 道考题。请根据题干所提供的信息,在每一道考题下面的 A、B、C、D、E 五个备选答案中选择一个最佳答案,并在答题卡上将相应题号的相应字母所属的方框涂黑。

(101～103 题共用题干)

患者,女,48 岁。近年来经常失眠多梦,以入睡困难为主,伴心悸,头晕耳鸣,腰膝酸软,五心烦热,午后面部潮红,舌红,苔少而干,脉细数。

101. 其辨证是

A. 心脾两虚证

B. 痰热扰心证

C. 肝火扰心证

D. 心肾不交证

E. 心胆气虚证

102. 其治法是

A. 益气镇惊,安神定志

B. 清化痰热,和中安神

C.补益心脾,养血安神

D.滋阴降火,交通心肾

E.疏肝泻火,镇心安神

103.治疗应首选

 A.归脾汤加减

 B.安神定志丸加减

 C.酸枣仁汤加减

 D.黄连温胆汤加减

 E.六味地黄丸合交泰丸加减

(104~106题共用题干)

患者,女,30岁。昨晚不慎受凉,突然出现呕吐,吐胃内容物及清水,伴有恶寒发热,头身疼痛,无汗,口不渴,胸脘满闷,舌苔白腻,脉濡缓。

104.其诊断是

 A.脾胃阳虚型呕吐

 B.食滞内停型呕吐

 C.痰饮内阻型呕吐

 D.外邪犯胃型呕吐

 E.肝气犯胃型呕吐

105.其治法是

 A.疏邪解表,化浊和中

 B.消食化滞,和胃降逆

 C.温中化饮,和胃降逆

 D.温中健脾,和胃降逆

 E.疏肝理气,和胃降逆

106.治疗应首选

 A.藿香正气散

 B.理中丸

 C.小半夏汤

 D.四七汤

 E.保和丸

(107~109题共用题干)

患者,女,50岁。左乳外上象限包块,质硬表面欠光滑,表皮呈橘皮样改变,无压痛,伴情志不舒,胸闷胁胀,苔薄,脉弦。

107.其诊断是

A.乳痈

B.乳癖

C.乳腺增生病

D.乳岩

E.乳核

108.其辨证是

 A.心脾火郁证

 B.脾胃火毒证

 C.肝郁痰凝证

 D.冲任失调证

 E.脾虚胃弱证

109.治疗应首选

 A.神效瓜蒌散合开郁散

 B.二仙汤合开郁散

 C.八珍汤

 D.人参养荣汤

 E.参苓白术散

(110~112题共用题干)

患者,女,30岁,已婚。患者于半年前不慎经期洗冷水浴后,即出现经行腹痛,以后每值经前或经期发作。现症:行经期间小腹冷痛,拒按,得热痛减,月经量少,经色暗,有血块,伴畏寒肢冷,面色青白,舌暗苔白,脉沉紧。

110.其病证诊断是

 A.寒凝血瘀型痛经

 B.气滞血瘀型痛经

 C.湿热瘀阻型痛经

 D.气血虚弱型痛经

 E.肾气亏损型痛经

111.其治法是

 A.补肾益精,养血止痛

 B.清热除湿,化瘀止痛

 C.理气行滞,化瘀止痛

 D.温经散寒,化瘀止痛

 E.益气养血,调经止痛

112.治疗应首选

 A.膈下逐瘀汤

 B.少腹逐瘀汤

C. 黄芪建中汤

D. 益肾调经汤

E. 圣愈汤

(113~115题共用题干)

患儿,女,5岁。持续高热4天,咳嗽阵作,肤有微汗,烦躁不安,目赤眵多,耳后发际处可见红色细小疹点,继而头面部渐渐增多,疹色先红后暗,摸之碍手,压之退色,大便干结,小便短少,舌红,苔黄腻,脉数有力。

113. 患儿为麻疹哪一期

  A. 邪入肺胃证(出疹期)

  B. 邪犯肺卫证(初热期)

  C. 阴津耗伤证(收没期)

  D. 邪毒闭肺证

  E. 邪陷心肝证

114. 治疗应首选

  A. 解肌透痧汤

  B. 宣毒发表汤

  C. 清解透表汤

  D. 透疹凉解汤

  E. 清胃解毒汤

115. 麻疹疹点最先出现的部位是

  A. 头面部

  B. 耳后发际及颈部

  C. 胸部

D. 腹部

E. 四肢

(116~118题共用题干)

患者,男,67岁。慢性咳嗽、咳痰20多年,活动后气急4年,查体:双肺散在干、湿啰音,心脏正常。血WBC 90×10^9/L,胸部X线示:双肺中下叶纹理增粗。

116. 此患者最可能的诊断是

  A. 支气管哮喘

  B. 支气管扩张症

  C. 慢性阻塞性肺疾病

  D. 肺炎链球菌肺炎

  E. 支气管内膜结核

117. 该患者做胸部X线检查的目的是

  A. 确定诊断

  B. 了解病情变化

  C. 帮助判定预后

  D. 疗效的客观指标

  E. 鉴别诊断和确定有无并发症

118. 该患者最主要的治疗措施是

  A. 支气管舒张剂应用

  B. 糖皮质激素应用

  C. 低流量吸氧

  D. 控制感染

  E. 中药治疗

B1型选择题(119~150题)

答题说明

以下提供若干组考题,每组考题共用在考题前列出的A、B、C、D、E五个备选答案。请从中选择一个与问题关系最密切的答案,并在答题卡上将相应题号的相应字母所属方框涂黑。某个备选答案可能被选择一次、多次或不被选择。

  A. 茵陈蒿汤

  B. 茵陈五苓散

  C. 茵陈术附汤

  D. 鳖甲煎丸

  E. 逍遥散

119. 治疗阳黄湿重于热,应首选

120. 治疗阴黄,应首选

  A. 小便点滴短少

  B. 小便混浊如米泔水

  C. 小便时尿道刺痛有血

  D. 小便点滴不通

E.小便有血

121.尿浊的主症是

122.血淋的主症是

A.阴虚肺热咳血

B.胃热壅盛吐血

C.阴虚火旺尿血

D.肝火犯肺咳血

E.肾虚不固尿血

123.百合固金汤主治

124.无比山药丸主治

A.肺、胃、肾

B.肝、脾、肾

C.心、肾、肺

D.胃、肝、脾

E.脾、肾、肺

125.鼓胀的病位主要在

126.消渴的病位主要在

A.咳粉红色泡沫样痰

B.呼吸困难

C.肺部呼吸音

D.有多年咳嗽咳痰史

E.支气管镜检查

127.支气管哮喘与喘息型慢性支气管炎的主要鉴别依据是

128.支气管哮喘与心源性哮喘的主要鉴别依据是

A.红丝疔

B.失荣

C.漆疮

D.水火烫伤

E.酒齄鼻

129.其病因属感受特殊之毒的是

130.其病因属外来伤害的是

A.乳痈

B.乳漏

C.乳核

D.乳癖

E.乳岩

131.好发于产后3~4周哺乳期妇女的是

132.好发于25~45岁中青年妇女的是

A.透脓散

B.仙方活命饮

C.黄连解毒汤

D.青蒿鳖甲汤合三妙丸

E.萆薢渗湿汤

133.治疗肛痈火毒炽盛证,应首选

134.治疗肛痈阴虚毒恋证,应首选

A.气血失调,脏腑功能失常

B.情志不畅,肝气郁结

C.思虑过度,劳伤心脾

D.阴虚肺燥,虚火内生

E.经期产时,感染邪毒

135.直接损伤冲任,导致妇科疾病的是

136.间接损伤冲任,导致妇科疾病的是

A.血府逐瘀汤

B.启宫丸

C.乌药汤

D.归肾丸

E.滋血汤

137.治疗月经过少肾虚证,应首选

138.治疗月经过少血虚证,应首选

A.五味消毒饮

B.生化汤

C.补中益气汤

D.荆防四物汤

E.银翘散

139.治疗产后发热血瘀证,应首选

140.治疗产后发热血虚证,应首选

A. 胎产史

B. 喂养史

C. 生长发育史

D. 预防接种史

E. 家族史

141. 当小儿出现脾胃病时,应特别注意询问的是

142. 需要与传染病鉴别时,应特别注意询问的是

A. 自汗为主,头部、肩背部明显

B. 自汗为主,汗出遍身而不温

C. 盗汗为主,手足心热

D. 自汗或盗汗,头部、四肢为多

E. 盗汗为主,遍身出汗

143. 汗证肺卫不固的主症是

144. 汗证营卫失调的主症是

A. 后溪

B. 公孙

C. 太渊

D. 列缺

E. 内关

145. 在八脉交会穴中,通任脉的是

146. 在八脉交会穴中,通督脉的是

A. 13 寸

B. 12 寸

C. 9 寸

D. 6 寸

E. 5 寸

147. 前发际至后发际的骨度分寸是

148. 脐中至横骨上廉(耻骨联合上缘)的骨度分寸是

A. 足阳明胃经

B. 足少阳胆经

C. 足厥阴肝经

D. 足太阳膀胱经

E. 足少阴肾经

149. 环阴器的经脉是

150. 络脑的经脉是

考前自测卷(一)答案

第 一 单 元

1. D	2. C	3. E	4. E	5. C	6. E	7. B	8. B	9. A	10. D
11. E	12. E	13. E	14. D	15. A	16. B	17. D	18. E	19. C	20. A
21. E	22. C	23. C	24. D	25. A	26. E	27. A	28. B	29. D	30. B
31. C	32. B	33. D	34. D	35. B	36. A	37. B	38. E	39. A	40. B
41. E	42. C	43. C	44. A	45. A	46. B	47. C	48. D	49. A	50. A
51. D	52. B	53. E	54. D	55. B	56. E	57. A	58. E	59. D	60. A
61. C	62. E	63. B	64. B	65. E	66. B	67. D	68. C	69. B	70. A
71. A	72. D	73. D	74. D	75. B	76. A	77. D	78. B	79. B	80. D
81. B	82. A	83. C	84. A	85. E	86. A	87. C	88. B	89. D	90. D
91. B	92. E	93. B	94. A	95. D	96. C	97. D	98. A	99. B	100. A
101. B	102. E	103. B	104. C	105. A	106. D	107. C	108. D	109. D	110. A
111. C	112. B	113. B	114. C	115. A	116. E	117. B	118. D	119. E	120. E
121. D	122. C	123. A	124. E	125. C	126. B	127. D	128. B	129. D	130. B
131. A	132. D	133. A	134. D	135. B	136. D	137. D	138. B	139. A	140. D
141. D	142. C	143. C	144. D	145. B	146. A	147. C	148. E	149. A	150. B

第 二 单 元

1. D	2. A	3. E	4. B	5. E	6. C	7. D	8. E	9. E	10. A
11. A	12. B	13. D	14. B	15. B	16. D	17. C	18. B	19. C	20. B
21. A	22. A	23. D	24. E	25. C	26. A	27. D	28. A	29. E	30. D
31. A	32. D	33. D	34. E	35. C	36. D	37. A	38. D	39. C	40. C
41. B	42. E	43. B	44. C	45. A	46. B	47. A	48. D	49. B	50. B
51. A	52. B	53. C	54. E	55. B	56. A	57. C	58. E	59. B	60. E
61. C	62. C	63. B	64. A	65. B	66. B	67. B	68. A	69. A	70. C
71. A	72. B	73. C	74. E	75. D	76. B	77. B	78. B	79. C	80. B
81. C	82. C	83. D	84. D	85. B	86. E	87. A	88. B	89. D	90. C
91. B	92. E	93. B	94. D	95. D	96. C	97. B	98. C	99. B	100. B
101. D	102. D	103. E	104. D	105. A	106. A	107. D	108. C	109. A	110. A
111. D	112. B	113. A	114. C	115. B	116. C	117. E	118. D	119. B	120. C
121. B	122. C	123. A	124. E	125. B	126. A	127. D	128. A	129. C	130. D
131. A	132. D	133. D	134. D	135. E	136. A	137. D	138. E	139. B	140. C
141. B	142. D	143. A	144. B	145. D	146. A	147. B	148. E	149. C	150. D

中医执业助理医师资格考试
考前自测卷(二)
（医 学 综 合 笔 试 部 分）

考生姓名: ＿＿＿＿＿＿＿

准考证号: ＿＿＿＿＿＿＿

考　　点: ＿＿＿＿＿＿＿

考 场 号: ＿＿＿＿＿＿＿

A1 型选择题(1～104 题)

1. 中医学整体观念的内涵是
   A. 人体是一个有内在联系的整体
   B. 自然界是一个统一的整体
   C. 人体是有机整体,并与自然界相统一
   D. 五脏六腑是一个统一的整体
   E. 时令晨昏对人体的整体影响

2. 属阳中之阳的脏是
   A. 肺
   B. 肝
   C. 心
   D. 脾
   E. 肾

3. 下述说法,哪一项不是"金"的特性
   A. 从革
   B. 沉降
   C. 肃杀
   D. 寒凉
   E. 收敛

4. 下列属于母子关系的是
   A. 木和土
   B. 火和金
   C. 水和火
   D. 木和金
   E. 土和金

5. 称"心为五脏六腑之大主"的根据是
   A. 心开窍于舌,其华在面
   B. 心主身之血脉
   C. 心主神志
   D. 心者,生之本
   E. 心为火脏

6. 在肝主疏泄的各种作用中,最根本的是
   A. 调畅情志
   B. 促进消化
   C. 调畅气机
   D. 调节血量
   E. 疏通水道

7. 下列各项,与血液和神志关系最密切的是
   A. 心与肾
   B. 心与脾
   C. 心与肺
   D. 心与肝
   E. 肝与肾

8. 三焦被称为"孤府"的原因是
   A. 无表里配合
   B. 形态似腑功能似脏
   C. 有名而无形
   D. 十二脏腑中唯它最大
   E. 总司人体气机与气化

9. 下列气的作用,能维持人体正常体温恒定的是
   A. 推动
   B. 温煦
   C. 防御
   D. 固摄
   E. 气化

10. 联结心和肺两脏使其功能协调平衡的中心环节是
    A. 元气
    B. 心气
    C. 肝气

D. 肺气

E. 宗气

A. 怒

B. 忧

C. 悲

D. 思

E. 恐

11. 与毛发荣枯关系最密切的是

A. 精与气

B. 精与血

C. 气与血

D. 气与津

E. 血与津

17. 下列哪项与瘀血的形成无关

A. 气虚

B. 血虚

C. 气滞

D. 血寒

E. 血热

12. "津血同源"的理论依据是

A. 同为营气化生

B. 同为元气化生

C. 同为宗气化生

D. 同为水谷精微化生

E. 可属阴液,生理功能相同

18. 外感病汗出热退身凉者,表示

A. 表邪入里

B. 阳气衰少

C. 汗出亡阳

D. 真热假寒

E. 邪去正安

13. 分布于外侧前缘的经脉是

A. 手少阴心经

B. 手阳明大肠经

C. 手厥阴心包经

D. 手少阳三焦经

E. 手太阳小肠经

19. 阴盛格阳是指下列哪种病理状态

A. 真虚假实

B. 真寒假热

C. 真实假虚

D. 真热假寒

E. 虚实错杂

14. "六淫"是指

A. 六种自然界的气候变化

B. 六种时令疫邪

C. 六种外感病邪的总称

D. 六种病理产物

E. 六种致病因素

20. 适用于"寒者热之"的是

A. 热病见热象

B. 寒病见寒象

C. 阴虚见热象

D. 热病见寒象

E. 寒病见热象

15. 六淫致病,季节性最强的邪气是

A. 风

B. 寒

C. 暑

D. 湿

E. 燥

21. 大出血证的治则是

A. 扶正兼祛邪

B. 祛邪兼扶正

C. 急则治标

D. 缓则治本

16. 以下哪种情志伤脾

E.标本同治

22.下列除哪项外均为阴虚潮热的表现
　　A.午后低热
　　B.午后热甚
　　C.夜间低热
　　D.五心烦热
　　E.骨蒸发热

23.阳明经头痛的特征是
　　A.前额连眉棱骨痛
　　B.头两侧太阳穴处痛
　　C.后头部连项痛
　　D.头痛连齿
　　E.颠顶痛

24.下列可导致嗜睡的是
　　A.心脾两虚
　　B.心肾阳衰
　　C.营血亏虚
　　D.心肾不交
　　E.胆郁痰扰

25.饥不欲食可见于
　　A.胃火亢盛
　　B.胃强脾弱
　　C.脾胃湿热
　　D.胃阴不足
　　E.肝胃蕴热

26.假神的病机是
　　A.气血不足,精神亏损
　　B.机体阴阳严重失调
　　C.脏腑虚衰,功能低下
　　D.精气衰竭,虚阳外越
　　E.阴盛于内,格阳于外

27.实热证的面色是
　　A.满面通红

B.两颧潮红
C.面色青灰
D.面红如妆
E.面黄带晦

28.在"五轮学说"中,黑睛为
　　A.血轮
　　B.气轮
　　C.水轮
　　D.肉轮
　　E.风轮

29.齿燥如枯骨者,属
　　A.热盛伤津
　　B.阳明热盛
　　C.肾阴枯涸
　　D.胃阴不足
　　E.肾气虚乏

30.舌的脏腑分部,舌中属于
　　A.心、肺
　　B.肺、胃
　　C.肺、肾
　　D.脾、胃
　　E.肝、胆

31.观察舌苔以辨别病邪浅深的主要依据是
　　A.舌苔的有无
　　B.苔质的厚薄
　　C.苔色的黄白
　　D.苔质的润燥
　　E.舌苔的真假

32.白喉咳嗽的特点是
　　A.干咳
　　B.顿咳
　　C.咳声清脆
　　D.咳声重浊
　　E.咳如犬吠

33. 下列证候,可见矢气酸臭的是
    A. 肝胃不和
    B. 肝脾不调
    C. 脾胃虚弱
    D. 宿食停滞
    E. 寒客于胃

34. "有神"之脉象主要是指
    A. 从容和缓
    B. 不浮不沉
    C. 沉取有力
    D. 柔和有力
    E. 不大不小

35. 往来流利,应指圆滑,如盘走珠的脉为
    A. 洪脉
    B. 滑脉
    C. 弦脉
    D. 数脉
    E. 大脉

36. 腹胀满,无压痛,叩之作空声,可见于
    A. 水臌
    B. 气胀
    C. 痰饮
    D. 积聚
    E. 内痈

37. 下列哪项不是亡阳证的表现
    A. 面色苍白
    B. 汗出而热
    C. 呼吸微弱
    D. 脉微欲绝
    E. 四肢厥冷

38. 气滞证的特征是
    A. 头昏眼花
    B. 手足发麻
    C. 嗳气恶心

    D. 腹部坠胀
    E. 胀闷疼痛

39. 血热证的表现,不包括下列哪项
    A. 月经量多而色淡
    B. 身热面赤而发斑
    C. 肌肤生疮疖疔痈
    D. 温热病之血分证
    E. 迫血妄行而出血

40. 心悸失眠,头晕眼花等可见于
    A. 心气虚
    B. 心血虚
    C. 肝血虚
    D. 脾气虚
    E. 肺气虚

41. 饥不欲食,舌质光红与下列哪项并见,对诊断胃阴虚证最有意义
    A. 口泛清水
    B. 呕吐酸腐
    C. 干呕呃逆
    D. 呕吐鲜血
    E. 泛恶吞酸

42. 下列哪项是热极生风证的表现
    A. 手足震颤
    B. 肢体麻木
    C. 手足蠕动
    D. 角弓反张
    E. 肌肉动

43. 甘草与芫花配伍,属于
    A. 相须
    B. 相使
    C. 相畏
    D. 相杀
    E. 相反

44. 白豆蔻入汤剂宜
    A. 先煎
    B. 后下
    C. 另煎
    D. 包煎
    E. 烊化

45. 肝气郁结,胁肋胀痛,胸闷,月经不调。宜选用
    A. 蝉蜕
    B. 菊花
    C. 柴胡
    D. 蔓荆子
    E. 葛根

46. 既能清热泻火,又能滋阴润燥的药物是
    A. 石膏
    B. 芦根
    C. 知母
    D. 葛根
    E. 决明子

47. 既能清热解毒,又能疏散风热的药物是
    A. 连翘
    B. 薄荷
    C. 紫花地丁
    D. 蒲公英
    E. 半边莲

48. 威灵仙除能祛风湿,通经络,止痹痛外,还具有的功效是
    A. 清虚热
    B. 补肝肾
    C. 治骨鲠
    D. 消积平喘
    E. 行气温中

49. 下列药物除哪项以外均有止呕作用
    A. 半夏

    B. 藿香
    C. 佩兰
    D. 白豆蔻
    E. 竹茹

50. 治疗脾虚湿盛的水肿,宜选用
    A. 泽泻
    B. 猪苓
    C. 车前子
    D. 滑石
    E. 薏苡仁

51. 苦寒有小毒,不宜持续及过量服用的药物是
    A. 全蝎
    B. 苦参
    C. 花椒
    D. 吴茱萸
    E. 川楝子

52. 下列各药,既能运脾消食,又能化坚消石的药物是
    A. 山楂
    B. 神曲
    C. 麦芽
    D. 鸡内金
    E. 莱菔子

53. 下列为伤科要药的是
    A. 地榆
    B. 三七
    C. 艾叶
    D. 炮姜
    E. 延胡索

54. 苦杏仁和苏子均能
    A. 止咳平喘,润肠通便
    B. 降气化痰,止咳平喘
    C. 润肺化痰,止咳平喘

D. 利水消肿,止咳平喘

E. 清肺止咳,降逆平喘

55. 下列能收敛固涩,治疗滑脱诸证的是

    A. 磁石

    B. 珍珠母

    C. 代赭石

    D. 龙骨

    E. 海蛤壳

56. 具有益卫固表,利尿功效的药物是

    A. 山药

    B. 党参

    C. 浮小麦

    D. 麻黄根

    E. 黄芪

57. 治疗阳痿,滑精,腰膝冷痛,尿频,宜选用

    A. 西洋参

    B. 枸杞子

    C. 熟地黄

    D. 补骨脂

    E. 山药

58. 九味羌活汤的功用是

    A. 散风除湿,宣痹止痛

    B. 疏风通络,散寒除湿

    C. 发汗祛湿,兼清里热

    D. 疏风清热,宣痹止痛

    E. 发汗解表,祛风胜湿

59. 具有润肠泄热,行气通便功用的方剂是

    A. 大承气汤

    B. 济川煎

    C. 大黄牡丹汤

    D. 麻子仁丸

    E. 十枣汤

60. 逍遥散的组成中有

    A. 当归、川芎

    B. 白芍、茯苓

    C. 香附、陈皮

    D. 薄荷、防风

    E. 白术、半夏

61. 组成药物中含有官桂的方剂是

    A. 乌梅丸

    B. 桂枝汤

    C. 猪苓汤

    D. 麻黄汤

    E. 芍药汤

62. 竹叶石膏汤组成中不含有的药物是

    A. 半夏

    B. 麦门冬

    C. 人参

    D. 甘草

    E. 知母

63. 以下哪味是吴茱萸汤的组成药物

    A. 干姜

    B. 人参

    C. 甘草

    D. 党参

    E. 肉桂

64. 下列方剂组成药物中含有地黄的是

    A. 一贯煎

    B. 芍药汤

    C. 归脾汤

    D. 当归补血汤

    E. 当归四逆汤

65. 补中益气汤中用量最大的药物是

    A. 人参

    B. 升麻

    C. 甘草

    D. 黄芪

E. 白术

66. 当归补血汤主治证候中可见
    A. 寒热往来
    B. 夜热早凉
    C. 身热不扬
    D. 憎寒壮热
    E. 肌热面赤

67. 具有益气生津敛阴止汗功用的方剂是
    A. 生脉散
    B. 清暑益气汤
    C. 六一散
    D. 竹叶石膏汤
    E. 白虎汤

68. 旋覆代赭汤中用量最重的药物是
    A. 旋覆花
    B. 代赭石
    C. 甘草
    D. 半夏
    E. 生姜

69. 复元活血汤中有
    A. 鳖甲
    B. 地黄
    C. 银柴胡
    D. 大黄
    E. 益母草

70. 组成中含有茵陈、川楝子、生麦芽的方剂是
    A. 越鞠丸
    B. 茵陈蒿汤
    C. 保和丸
    D. 一贯煎
    E. 镇肝息风汤

71. 下列不属于清燥救肺汤的功效的是
    A. 清肺

B. 养阴
C. 益气
D. 降气
E. 润燥

72. 治疗湿滞脾胃证的基础方剂是
    A. 藿香正气散
    B. 平胃散
    C. 四君子汤
    D. 理中丸
    E. 三仁汤

73. 五苓散中桂枝的作用是
    A. 发汗解表
    B. 温心阳,通心脉
    C. 温经通脉
    D. 温阳化气
    E. 调和营卫

74. 温胆汤的功用是
    A. 清热化痰
    B. 温肺化痰
    C. 燥湿化痰
    D. 涤痰息风
    E. 清胆和胃

75. 枳实消痞丸的功用是
    A. 消食和胃,理气化滞
    B. 行气导滞,攻积泄热
    C. 健脾消食,泻热通便
    D. 消痞除满,健脾和胃
    E. 消导化积,清热除湿

76. 风湿热属于
    A. 稽留热
    B. 间歇热
    C. 波状热
    D. 回归热
    E. 弛张热

77. 下列哪项不是呼吸困难的临床特点
    A. 呼气费力
    B. 呼气时间延长
    C. 三凹征
    D. 常伴有呼吸性哮鸣音
    E. 常见于支气管哮喘

78. 临床上对于急性上消化道出血,首选的辅助检查是
    A. X线钡餐造影
    B. 胃镜检查
    C. 腹部超声
    D. 腹部CT
    E. 选择性动脉造影

79. 患者不能被叫醒,但压其眶上孔尚有反应,此种意识障碍称为
    A. 浅昏迷
    B. 深昏迷
    C. 嗜睡
    D. 意识模糊
    E. 昏睡

80. 正常人体不出现的叩诊音是
    A. 清音
    B. 浊音
    C. 实音
    D. 鼓音
    E. 过清音

81. 胃癌的常见转移部位是
    A. 右锁骨上淋巴结
    B. 左锁骨上淋巴结
    C. 腋下淋巴结
    D. 腹股沟淋巴结
    E. 颈部淋巴结

82. 下列不会出现颈静脉怒张是
    A. 右心衰竭
    B. 三尖瓣关闭不全
    C. 缩窄性心包炎
    D. 心包积液
    E. 上腔静脉综合征

83. 主动脉狭窄听诊最响的部位
    A. 左锁骨中线内侧第5肋间
    B. 胸骨左缘第2肋间
    C. 胸骨右缘第2肋间
    D. 在胸骨体下端近剑突稍偏右或稍偏左处
    E. 胸骨右缘第3、4肋间

84. 下列疾病会出现杵状指的是
    A. 缺铁性贫血
    B. 支气管肺癌
    C. 结核性关节炎
    D. 风湿热
    E. 类风湿关节炎

85. 血小板增多,可见于
    A. 再生障碍性贫血
    B. 急性白血病
    C. 脾功能亢进
    D. 弥散性血管内凝血
    E. 急性出血后

86. 大便隐血试验持续阳性,常见于
    A. 胃溃疡
    B. 十二指肠溃疡
    C. 胃癌
    D. 胃炎
    E. 肠道下端炎症

87. 心电图的临床应用范围不包括
    A. 分析各种心律失常
    B. 心肌梗死的诊断
    C. 观察某些药物的影响
    D. 协助心包疾病的诊断
    E. 判断心功能状态

88. 下列哪项不是肺气肿的 X 线表现
    A. 中、下肺野毛玻璃样密度增高阴影
    B. 肺体积膨大
    C. 肺纹理稀疏
    D. 肋间隙增宽
    E. 膈肌下降且活动度减弱

89. 心源性哮喘最主要的临床表现
    A. 胸闷
    B. 气促
    C. 发绀
    D. 心率加快
    E. 夜间阵发性呼吸困难

90. 心绞痛发作的典型部位为
    A. 胸骨体下段
    B. 胸骨体中段或上段胸骨后
    C. 心前区
    D. 心尖区
    E. 剑突下

91. 目前诊断慢性胃炎最可靠的方法是
    A. X 线钡餐透视
    B. 胃液分析
    C. 血清胃泌素测定
    D. 胃镜加活检
    E. 大便隐血试验

92. 膀胱炎最容易发生于
    A. 女婴幼儿
    B. 成年男性
    C. 育龄妇女
    D. 青年男性
    E. 老年妇女

93. HIV 造成机体免疫功能损害主要侵犯的细胞是
    A. CD_4^+ T 淋巴细胞
    B. CD_8^+ T 淋巴细胞
    C. B 淋巴细胞
    D. NK 细胞
    E. 浆细胞

94. 流脑与其他细菌引起的化脓性脑膜炎最主要的区别是
    A. 发病季节
    B. 发病年龄
    C. 皮肤黏膜瘀点、瘀斑
    D. 脑膜刺激征
    E. 脑脊液呈化脓性改变

95. 黏液脓血便常见于
    A. 细菌性痢疾
    B. 病毒性痢疾
    C. 肠炎
    D. 胃炎
    E. 胃肠炎

96. 下列关于感染过程的描述,错误的是
    A. 病原体与人体相互作用、相互斗争的过程称为感染过程
    B. 感染过程的构成必须具备病原体、人体和外环境三个因素
    C. 病原体侵入人体,临床上出现相应的症状、体征则意味着感染过程的开始
    D. 病原体侵入的数量越大,出现显性感染的危险也越大
    E. 病原体的致病力包括毒力、侵袭力、病原体数量和变异性

97. 下列各项中属乙类传染病的是
    A. 霍乱
    B. 鼠疫
    C. 传染性非典型肺炎
    D. 风疹
    E. 流行性感冒

98. 黄疸伴胆囊增大不会见于

A. 胰头癌

B. 胆总管结石

C. 急性肝炎

D. 壶腹癌

E. 胆囊结石

99. 下列各项,不属中国古代医德思想内容的是

A. 救死扶伤、一视同仁的道德准则

B. 仁爱救人、赤诚济世的事业准则

C. 清廉正直、不图钱财的道德品质

D. 认真负责、一丝不苟的服务态度

E. 不畏权贵、忠于医业的献身精神

100. 对无伤原则的解释,正确的是

A. 无伤原则就是消除任何医疗伤害

B. 无伤原则就是要求医生对患者丝毫不能伤害

C. 因绝大多数医疗行为都存在着不同程度的伤害,所以无伤原则是做不到的

D. 无伤原则要求对医学行为进行受益与伤害的权衡,把可控伤害控制在最低限度之内

E. 对肿瘤患者进行化疗意味着绝对伤害

101. 将安乐死立法的第一个国家是

A. 美国

B. 中国

C. 澳大利亚

D. 意大利

E. 荷兰

102. 目前,我国卫生法所涉及的民事责任的主要承担方式是

A. 恢复原状

B. 赔偿损失

C. 停止侵害

D. 消除危险

E. 支付违约金

103. 下列除哪项外,均是《执业医师法》中规定的医师在执业活动中享有的权利

A. 放弃救治不缴纳医疗费用的患者

B. 在执业范围内进行医学诊查

C. 在执业范围内出具相应的医学证明文件

D. 人格尊严、人身安全不受侵犯

E. 享受国家规定的福利待遇

104. 根据国务院《医疗事故处理条例》的规定,不属于医疗事故的情况是

A. 难以避免的并发症、医疗技术性事故

B. 难以避免的并发症、病员及其家属不配合诊疗导致不良后果

C. 难以避免的并发症、二级以下技术性事故

D. 病员及其家属不配合诊治、三级乙等技术性事故

E. 病员及其家属不配合诊治、药房等非临床科室过失导致的患者损害

A2 型选择题(105~124 题)

答题说明

每一道考题是以一个小案例出现的,其下面都有 A、B、C、D、E 五个备选答案。请从中选择一个最佳答案,并在答题卡上将相应题号的相应字母所属的方框涂黑。

105. 治疗胸阳不振,血脉受寒,胸痹胸痛者。应首选

A. 麻黄

B. 桂枝

C. 细辛

D. 生姜

E.白芷

106.患者外感风邪,头痛较甚,伴恶寒发热,目眩鼻塞,舌苔薄白,脉浮。治疗宜选用
    A.川芎
    B.丹参
    C.郁金
    D.牛膝
    E.益母草

107.治疗中风后气虚血滞,经络不利之半身不遂,口眼歪斜者,宜选用
    A.天麻
    B.全蝎
    C.蜈蚣
    D.地龙
    E.僵蚕

108.患儿,男,10岁。皮肤黄染伴右上腹绞痛2天。实验室检查:尿胆红素(+),尿胆原(-)。应首先考虑的是
    A.蚕豆病
    B.胃炎
    C.胆道蛔虫症
    D.急性病毒性肝炎
    E.遗传性球形红细胞增多症

109.患者男性,52岁。昏迷,伴深大呼吸,有烂苹果味,最应考虑
    A.脑出血
    B.尿毒症
    C.肝性脑病
    D.低血糖
    E.糖尿病酮症酸中毒

110.患者,女,70岁。冠心病史5年。今日突然心悸气短,不能平卧,咳嗽,咳粉红色沫样痰。应首先考虑的是
    A.肺癌

B.肺脓肿
    C.肺结核
    D.急性肺水肿
    E.支气管扩张

111.患者,男,40岁。咳嗽多痰10年余,痰经放置出现分层现象。查体:有杵状指(趾)。应首先考虑的是
    A.先天性心脏病
    B.左心功能不全
    C.慢性阻塞性肺气肿
    D.支气管哮喘
    E.支气管扩张

112.患者,女,30岁。有风湿热病史,近半年来咳嗽,痰中带血,活动后气短,检查:两肺(-),心尖部听到舒张期隆隆样杂音,X线显示左心房增大。应首先考虑的是
    A.风心病,二尖瓣关闭不全
    B.风心病,二尖瓣狭窄
    C.肺结核
    D.肺癌
    E.支气管扩张症

113.王某,男,53岁。有乙肝病史,近1个月右上腹胀痛加重,时有牙龈出血。查体:有肝掌,胸部有蜘蛛痣,肝肋缘下3cm,质硬,有压痛,脾肿大,腹水征阳性,腹壁静脉曲张,应首先考虑的是
    A.慢性乙肝活动期
    B.原发性肝癌
    C.肝硬化
    D.疟疾
    E.肝脓肿

114.王某,男,24岁。发热,咽痛,皮肤紫斑1月余。检查:胸骨压痛明显,肝脾肿大,骨髓象中原始细胞占38%,血象呈全血细胞减少。其诊断是

A. 再生障碍性贫血

B. 粒细胞缺乏症

C. 原发性血小板减少性紫癜

D. 急性白血病

E. 过敏性紫癜

115. 患者，男，68 岁。家属代诉：患者于今日下午外出散步，突然昏仆，不省人事，半身不遂，目合口张，鼻鼾息微，遗尿，汗出，四肢厥冷，脉细弱。治疗应首选

A. 督脉经穴，灸法

B. 任脉经穴，灸法

C. 背俞穴，灸法

D. 足阳明经穴，灸法

E. 足厥阴经穴，针刺用泻法

116. 患者，男，32 岁。两年前因高处跌落致腰痛，至今未愈，腰部僵硬，刺痛明显。治疗除选取主穴外，应加用

A. 志室、太溪

B. 次髎、膈俞

C. 风池、腰阳关

D. 命门、太冲

E. 太溪、肝俞

117. 患者，女，40 岁。肘膝关节疼痛半年，痛无定处，遇寒加重，舌淡苔白，脉浮。治疗除局部取穴外，应加用

A. 关元、肾俞

B. 大椎、曲池

C. 血海、膈俞

D. 合谷、关元

E. 风市、外关

118. 某患者，女，36 岁。1 周来头晕目眩，伴胸胁胀闷，舌红，脉弦。治疗应首选

A. 脾俞、足三里、气海、百会

B. 丰隆、中脘、内关、头维

C. 胃俞、丰隆、太冲、期门

D. 风池、肝俞、行间、侠溪

E. 百会、胆俞、外关、侠溪

119. 患者，女，51 岁。夜寐不安 2 个月，伴见心悸，健忘，舌淡，脉弱。治疗应首选

A. 心俞、太溪

B. 肝俞、丘墟

C. 肝俞、太冲

D. 神门、三阴交

E. 胃俞、足三里

120. 患者，男，42 岁。哮喘反复发作 5 年，本次发作喘促不能平卧，咳痰清稀，无汗，头痛，脉浮紧。治疗应首选

A. 膻中、太渊、太溪、肾俞

B. 膻中、列缺、肺俞、尺泽

C. 肺俞、风门、丰隆、太渊

D. 天突、定喘、尺泽、膻中

E. 膏肓、肾俞、太溪、丰隆

121. 患者，男，24 岁。脘腹胀痛，痛甚欲便，泻后痛减，大便恶臭，伴嗳腐吞酸，不思饮食，舌苔垢腻，脉滑。治疗时除取大肠俞、天枢、足三里外，还应加

A. 曲池、内庭

B. 中脘、内关

C. 曲池、大椎

D. 气海、上巨虚

E. 梁门、外关

122. 患儿，男，10 岁。睡梦中遗尿，每夜 1 次，精神不振，脉细弱。治疗应首选

A. 中极、三阴交、脾俞、肺俞

B. 关元、三阴交、肾俞、膀胱俞

C. 中极、足三里、胃俞、肾俞

D. 关元、足三里、肺俞、膀胱俞

E. 中极、三阴交、肺俞、三焦俞

123. 患者，男，32 岁。鼻流浊涕，色黄腥秽，舌

淡。治疗除局部选穴外,应选用

A. 孔最、太渊

B. 列缺、合谷

C. 太渊、合谷

D. 列缺、曲池

E. 中渚、合谷

124. 患者,女,29 岁。咽喉肿痛 1 天,咽干,口渴,便秘。治疗应首选

A. 少泽

B. 太溪

C. 少商

D. 少海

E. 太渊

B1 型选择题(125～150 题)

> **答题说明**
>
> 以下提供若干组考题,每组考题共用在考题前列出的 A、B、C、D、E 五个备选答案。请从中选择一个与问题关系最密切的答案,并在答题卡上将相应题号的相应字母所属方框涂黑。某个备选答案可能被选择一次、多次或不被选择。

A. 胆

B. 胃

C. 大肠

D. 膀胱

E. 三焦

125. "太仓"是指

126. "决渎之官"是指

A. 先祛邪后扶正

B. 先扶正后祛邪

C. 扶正与祛邪同用

D. 单纯扶正

E. 单纯祛邪

127. 正虚而邪不盛,其治则是

128. 正虚邪实,其治则是

A. 厚苔化薄

B. 腻苔化松

C. 厚苔骤剥

D. 燥苔转润

E. 黄苔转白

129. 胃气衰败的舌象是

130. 热邪已退的舌象是

A. 气滞血瘀

B. 气不摄血

C. 气随血脱

D. 气血两虚

E. 气血失和

131. 肝病日久,两胁胀满疼痛,并见舌质瘀斑、瘀点。其病机是

132. 产后大出血,继则冷汗淋漓,甚则晕厥。其病机是

A. 白芥子

B. 杏仁

C. 半夏

D. 桔梗

E. 竹茹

133. 治疗寒饮呕吐,宜选用

134. 治疗湿阻胸脘痞闷,宜选用

A. 附子

B. 干姜

C. 肉桂

D. 吴茱萸

E. 小茴香

135. 既治亡阳证,又治阳虚外感风寒的药物是

136. 既治厥阴头痛,又治脾肾阳虚之五更泄泻的药物是

A. 紫雪

B. 至宝丹

C. 苏合香丸

D. 羚角钩藤汤

E. 安宫牛黄丸

137. 高热烦躁,神昏谵语,舌红或绛,脉数有力。治宜

138. 突然昏倒,牙关紧闭,不省人事,苔白,脉迟。治宜

A. 支气管哮喘

B. 肺结核

C. 急性肺水肿

D. 气胸

E. 胸膜炎

139. 湿啰音局限于肺的某一部位,常见于

140. 两肺布满湿啰音,常见于

A. 水样或粥样稀便

B. 灰白色便

C. 鲜血便

D. 细条状便

E. 褐色球状便

141. 阻塞性黄疸,常出现

142. 直肠狭窄,常出现

A. 茶碱类药

B. 抗胆碱能药

C. β_2 受体激动剂

D. 吸入型糖皮质激素

E. 钙拮抗剂

143. 缓解急性支气管哮喘的药物是

144. 用于支气管哮喘缓解期的药物是

A. 复方磺胺甲基异噁唑

B. 痢特灵

C. 四环素

D. 土霉素

E. 庆大霉素

145. 治疗中毒型菌痢的首选药物是

146. 治疗霍乱的首选药物是

A.《省心录·论医》

B.《备急千金要方》

C.《外科正宗》

D.《本草纲目》

E.《迈蒙尼提斯祷文》

147. "无恒德者,不可以作医,人命死生之系"。出自的著作是

148. "启我爱医术,复爱世间人,愿绝名利心,尽力为病人,无分爱与憎,不问富与贫,凡诸疾病者,一视如同仁"。出自的著作是

A. 劣药

B. 假药

C. 残次药品

D. 仿制药品

E. 特殊管理药品

149. 超过有效期的药品是

150. 所标明的适应证或者功能主治超出规定范围的药品是

A1 型选择题(1～58 题)

答题说明

每一道考试题下面有 A、B、C、D、E 五个备选答案。请从中选择一个最佳答案,并在答题卡上将相应题号的相应字母所属的方框涂黑。

---

1. 感冒的主要病机是
   A. 肺气失宣
   B. 肺失肃降
   C. 卫表失和
   D. 营卫不和
   E. 肺虚不固

2. 哮证发作的病因病机关键是
   A. 宿痰内伏于肺
   B. 外邪侵袭,触动伏痰
   C. 痰气相激,气道被阻
   D. 邪客于肺,气道不利
   E. 脏腑虚弱,气失所主

3. 不属于实喘的是
   A. 风寒壅肺
   B. 肾虚不纳
   C. 表寒肺热
   D. 痰热郁肺
   E. 肺气郁痹

4. 胸痹的主要病机是
   A. 肺气不足
   B. 气滞血瘀
   C. 痰热壅肺
   D. 阴寒痹阻
   E. 心脉痹阻

5. 治疗不寐肝火扰心证,应首选
   A. 六味地黄丸合交泰丸
   B. 龙胆泻肝汤
   C. 归脾汤
   D. 安神定志丸合酸枣仁汤
   E. 黄连温胆汤

6. 治疗痰气郁结之癫证,应首选
   A. 癫狂梦醒汤
   B. 二阴煎
   C. 顺气导痰汤
   D. 柴胡疏肝散
   E. 生铁落饮

7. 胃痛肝气犯胃证的临床特征是
   A. 胃脘胀痛,嗳腐吞酸
   B. 胃脘灼痛,痛势急迫
   C. 胃脘胀痛,连及两胁
   D. 胃痛隐隐,心烦嘈杂
   E. 胃脘刺痛,痛有定处

8. 治疗脾胃虚弱泄泻,应首选
   A. 枳术丸
   B. 香砂六君子汤
   C. 参苓白术散
   D. 附子理中汤
   E. 补中益气汤

9. 痢疾的特异性表现是
   A. 里急后重
   B. 腹部疼痛
   C. 恶心呕吐
   D. 大便溏泻
   E. 肛门灼热

10. 冷秘的首选方是
    A. 麻子仁丸
    B. 六磨汤
    C. 温脾汤
    D. 黄芪汤
    E. 润肠丸

11. 与胁痛发病关系最为密切的脏腑是
    A. 心、肺
    B. 脾、胃
    C. 肝、胆
    D. 肝、肾
    E. 脾、肾

12. 治疗瘀血头痛,应首选
    A. 通窍活血汤
    B. 桃红四物汤
    C. 血府逐瘀汤
    D. 丹参饮
    E. 失笑散

13. 治疗中风中脏腑阴闭证,应首选
    A. 局方至宝丹
    B. 参附汤
    C. 苏合香丸
    D. 镇肝息风汤
    E. 补阳还五汤

14. 水湿浸渍证阳水的治法是
    A. 散风清热,宣肺行水
    B. 宣肺解毒,利湿消肿
    C. 健脾化湿,通阳利水
    D. 温运脾阳,以利水湿
    E. 分利湿热,攻下逐水

15. 治疗膏淋实证,应首选
    A. 八正散
    B. 沉香散
    C. 小蓟饮子
    D. 程氏萆薢分清饮
    E. 无比山药丸

16. 消渴病并发白内障、耳聋、雀盲,治疗首选
    A. 六味地黄丸
    B. 石斛夜光丸
    C. 杞菊地黄丸

D. 龙胆泻肝丸
E. 镇肝息风汤

17. 下列不属于肺癌局部扩散引起的症状的是
    A. 呕吐
    B. 呼吸困难
    C. 声音嘶哑
    D. 上腔静脉压迫综合征
    E. 胸痛

18. 胃癌的首要转移途径是
    A. 直接蔓延,可直接侵犯相邻器官和组织,以大网膜、肝、胰、横结肠为常见
    B. 空肠、膈肌以至腹壁
    C. 左锁骨上淋巴结转移
    D. 右锁骨上淋巴结转移
    E. 血行转移

19. 关于急性出血坏死型胰腺炎的诊断,下列哪项是错误的
    A. 血钙显著升高
    B. 无糖尿病史而血糖升高
    C. 血清淀粉酶突然下降
    D. 烦躁不安,四肢厥冷,有休克表现
    E. 范围广泛的剧烈腹痛伴高热与腹膜刺激征象

20. 下列各项中,除哪项外,均是肾病综合征的临床表现
    A. 大量蛋白尿
    B. 高血压
    C. 高胆固醇血症
    D. 低血浆白蛋白
    E. 水肿

21. 糖尿病酮症酸中毒急救的首要措施是
    A. 补液
    B. 补钾
    C. 小剂量胰岛素

D.适量补钠

E.碱治疗

27.下列哪项不是丹毒的临床特点

    A.病起缓慢,恶寒发热

    B.局部皮肤焮热肿胀,迅速扩大

    C.局部皮肤忽然变赤

    D.好发于小腿部

    E.容易复发

22.下列各项,属外科辨别阴证、阳证要点的是

    A.有无麻木

    B.有无脓液

    C.有无出血

    D.有无灼热

    E.有无瘙痒

28.疮疡三陷证中,火陷证的治法是

    A.凉血清热解毒,养阴清心开窍

    B.补益气血,清心安神开窍

    C.温补脾肾,清心开窍

    D.托毒透邪,养阴清心开窍

    E.生津养胃,清心解毒

23.疮口呈空腔或伴漏管,脓水稀薄,夹有败絮样物,见于

    A.瘰疬溃疡

    B.岩性溃疡

    C.附骨疽溃疡

    D.褥疮溃疡

    E.梅毒溃疡

29.乳痈初起,证属肝气不舒,胃热壅滞。内治应首选

    A.逍遥散

    B.透脓散

    C.四妙汤

    D.瓜蒌牛蒡汤

    E.牛蒡解肌汤

24.中医外科内治法的总则是

    A.温、托、补

    B.清、消、补

    C.清、补、托

    D.消、通、补

    E.消、托、补

30.诊断瘿病的重要体征是

    A.肿块的位置

    B.有无压痛

    C.有无震颤

    D.是否随吞咽上下移动

    E.有无波动感

25.下列关于切开法切开方向的叙述,错误的是

    A.一般疮疡,宜循经直开,刀头向上

    B.乳部宜放射形切开

    C.面部脓肿沿皮肤纹理切开

    D.手指脓肿,最好从正面切开,免伤屈伸功能

    E.关节附近宜用横切口

31.药毒潜伏期是

    A.5~10天

    B.5~15天

    C.10~20天

    D.10~25天

    E.5~20天

26.下列哪项不是疖病的临床特点

    A.好发于项后发际部、臀部

    B.好发于夏、秋季节

    C.好发于消渴患者

    D.可发生于身体各处

32.下列哪项不是月经的生理现象

A. 周期 21 ~ 35 天

B. 经期 3 ~ 7 天

C. 经量 100 ~ 150mL

D. 经色暗红

E. 经质不稀不稠,无血块,无特殊气味

33. 下列哪项不是月经先期气虚证的主症

A. 月经量多

B. 色淡质稀

C. 神疲肢软

D. 小腹疼痛拒按

E. 纳少便溏

34. 治疗痛经湿热瘀阻证,应首选

A. 清热调血汤

B. 龙胆泻肝汤

C. 知柏地黄汤

D. 血府逐瘀汤

E. 加味逍遥散

35. 温经汤(《妇人大全良方》)适用于月经后期的哪种证型

A. 实寒

B. 虚寒

C. 血瘀

D. 血虚

E. 气滞

36. 治疗阴虚血燥型闭经首选

A. 两地汤

B. 知柏地黄丸

C. 左归丸

D. 加减一阴煎

E. 保阴煎

37. 妊娠恶阻的主要病机是

A. 胃气亏虚,和降失司

B. 冲脉之气上逆,胃失和降

C. 肝郁化热,气逆犯胃

D. 痰湿内蕴,胃失和降

E. 气血逆乱,冲气上逆

38. 治疗肝郁不孕症,应首选

A. 柴胡疏肝散

B. 加味逍遥散

C. 开郁种玉汤

D. 桃红四物汤

E. 少腹逐瘀汤

39. 治疗阴痒肝肾阴虚证,应首选

A. 左归丸

B. 归肾丸

C. 保阴煎

D. 固阴煎

E. 知柏地黄汤

40. 新生儿期是指从出生后脐带结扎至生后

A. 7 天

B. 14 天

C. 28 天

D. 30 天

E. 60 天

41. 母乳喂养的优点不包括

A. 母乳中含有最适合婴儿生长发育的各种营养素,易于消化吸收

B. 可增强婴儿抗感染能力

C. 可以不用添加辅食

D. 母乳温度适宜,无细菌污染

E. 有利于密切母亲和子女的感情

42. 小儿指纹淡红,其证候是

A. 虚寒

B. 食积

C. 痰热

D. 虚热

E. 实热

43. 小儿感冒夹痰的病机是
   A. 肺脏娇嫩
   B. 先天不足
   C. 乳食积滞
   D. 脾胃湿困
   E. 肾气不足

44. 治疗小儿脾虚食积首选
   A. 消乳丸
   B. 保和丸
   C. 健脾丸
   D. 异功散
   E. 不换金正气散

45. 疳证的基本病理改变为
   A. 脾胃虚弱,运化失健
   B. 脾胃虚弱,乳食停滞
   C. 脾失运化,水湿内停
   D. 脾胃不和,生化乏源
   E. 脾胃受损,津液消亡

46. 以下关于手足口病的叙述,正确的是
   A. 皮疹呈向心性分布
   B. 疹退后在皮疹部位有色素沉着
   C. 疱疹质地坚硬,疱浆清亮
   D. 疹退后局部留有瘢痕
   E. 皮疹以口腔、四肢为主,口腔疱疹破溃后形成溃疡

47. 宜点刺出血,应首选
   A. 少商
   B. 鱼际
   C. 太渊
   D. 经渠
   E. 列缺

48. 治疗痢疾、便秘、肠痈常选
   A. 内庭
   B. 丰隆

   C. 下巨虚
   D. 条口
   E. 上巨虚

49. 在八脉交会中,与后溪相通的奇经是
   A. 任脉
   B. 督脉
   C. 阳维脉
   D. 阳跷脉
   E. 冲脉

50. 经脉循行联系上齿的为
   A. 足少阴肾经
   B. 手阳明大肠经
   C. 足少阳胆经
   D. 足阳明胃经
   E. 足太阳膀胱经

51. 足太阴脾经在胸部循行距前正中线旁开多少寸
   A. 6 寸
   B. 5 寸
   C. 4 寸
   D. 3 寸
   E. 2 寸

52. 足太阳膀胱经的起止穴是
   A. 涌泉 – 俞府
   B. 睛明 – 至阴
   C. 瞳子髎 – 足窍阴
   D. 大敦 – 期门
   E. 承泣 – 厉兑

53. 手阳明大肠经的手三里穴位于
   A. 曲池穴下 1 寸处
   B. 曲池穴下 2 寸处
   C. 曲池穴下 3 寸处
   D. 阳溪穴上 8 寸处
   E. 阳溪穴上 9 寸处

54. 长针的进针法一般采用下列哪种为最佳的
进针方法
    A. 指切进针法
    B. 夹持进针法
    C. 舒张进针法
    D. 提捏进针法
    E. 针管进针法

55. 既可治疗口苦、胁肋疼痛,又善于治疗筋脉
失养病证的穴位为
    A. 阳陵泉
    B. 支沟
    C. 丘墟
    D. 光明
    E. 间使

56. 主治热病,疟疾,项背强急的腧穴是
    A. 曲池

B. 合谷
C. 大椎
D. 风池
E. 太冲

57. 治疗中风中经络的主穴是
    A. 委中、尺泽、内关、水沟、极泉、太溪
    B. 委中、尺泽、内关、三阴交、水沟、极泉
    C. 委中、尺泽、内关、水沟、极泉、合谷
    D. 内关、水沟
    E. 内关、水沟、关元、气海、神阙

58. 治疗耳聋实证,应首选的经穴是
    A. 足少阴、手太阳经穴
    B. 足少阳、手少阳经穴
    C. 足少阴、手少阴经穴
    D. 足少阳、手少阴经穴
    E. 足少阴、手少阳经穴

A2 型选择题(59～100 题)

答题说明
每一道考题是以一个小案例出现的,其下面都有 A、B、C、D、E 五个备选答案。请从中选择一个最佳答案,并在答题卡上将相应题号的相应字母所属的方框涂黑。

59. 患者咳嗽,咯痰色黄黏稠,咯之不爽,伴鼻
流黄涕,汗出恶风,舌苔薄黄,脉浮数。治
疗应首选
    A. 杏苏散
    B. 桑菊饮
    C. 止嗽散
    D. 二陈汤
    E. 清金化痰汤

60. 患者,男,56 岁。喘咳气急,胸部胀闷,不
得卧,痰稀白,恶寒发热,无汗,舌苔薄白,
脉浮紧。治疗应首选
    A. 木防己汤
    B. 苓桂术甘汤
    C. 葶苈大枣泻肺汤

D. 麻黄汤
E. 越婢加半夏汤

61. 患者胸闷隐痛,时作时止,心悸气短,倦息
懒言,面色少华,头晕目眩,遇劳则甚,舌偏
红或有齿印,脉细弱无力或结代。治疗应
首选
    A. 枳实薤白桂枝汤
    B. 参附汤合右归饮
    C. 瓜蒌薤白半夏汤
    D. 血府逐瘀汤
    E. 生脉散合人参养营汤

62. 患者表情淡漠,神志痴呆,喃喃独语,精神
抑郁,不思饮食,舌苔白腻,脉弦滑。其治

法是
A. 养心健脾,益气安神
B. 理气化痰,活血通络
C. 理气解郁,化痰开窍
D. 镇心涤痰,安神定志
E. 化痰健脾,养心宁神

63. 患者胃脘疼痛,如针刺刀割,痛有定处,按之痛甚,食后加剧,入夜尤甚,舌质紫暗有瘀斑,脉涩。其治法是
A. 养阴和胃
B. 消食导滞
C. 活血化瘀
D. 健脾益气
E. 调理肝脾

64. 患者,女,65 岁。身体素弱,饮食稍有不慎即呕吐未消化食物,面色白,倦怠乏力,四肢不温,便溏,舌淡苔白,脉濡弱。治疗应首选
A. 吴茱萸汤
B. 理中丸
C. 黄芪建中汤
D. 苓桂术甘汤
E. 四君子汤

65. 患者,男,68 岁。大便艰涩难下,面色白,四肢不温,喜热畏冷,腹中冷痛,腰脊酸冷,小便清长,舌淡嫩苔白,脉沉迟。其治法是
A. 益气通便
B. 温阳通便
C. 养血润燥
D. 润肠通便
E. 健脾温中

66. 患者,女,78 岁。胁肋隐痛,悠悠不休,遇劳加重,头晕目眩,舌红少苔,脉细弦而数。治疗应首选
A. 生脉散

B. 鳖甲煎丸
C. 一贯煎
D. 左归丸
E. 天麻钩藤汤

67. 患者积块软而不坚,固定不移,胀与痛并存,舌苔薄,脉沉实。其证候是
A. 气机阻滞
B. 血瘀气结
C. 气滞血阻
D. 气滞湿阻
E. 湿热蕴结

68. 患者头痛时作,痛连项背,遇风尤甚,恶风寒,肢体酸楚,口不渴,舌苔薄白,脉浮。治疗应首选
A. 川芎茶调散
B. 芎芷石膏汤
C. 羌活胜湿汤
D. 大补元煎
E. 天麻钩藤饮

69. 患者突然昏仆,不省人事,半身不遂,口噤不开,两手握固,肢体强痉,大小便闭,面赤身热,气粗口臭,躁扰不宁,舌苔黄腻,脉弦滑而数。其治法是
A. 通腑化痰,平肝息风
B. 开窍化痰,清肝息风
C. 滋阴潜阳,息风通络
D. 芳香开窍,化痰息风
E. 平肝潜阳,息风通络

70. 患者,女,30 岁。小便短数,灼热刺痛,少腹拘急,尿色黄赤,舌苔黄腻,脉滑数。治疗应首选
A. 程氏萆薢分清饮
B. 知柏地黄丸
C. 小蓟饮子
D. 八正散

E.沉香散

71.患者咽中不适,如有物梗阻,胸中闷塞,精
神抑郁则症状加重,舌苔白腻,脉沉弦而
滑。其证候是
A.肝气郁结
B.气血郁滞
C.痰热内蕴
D.痰瘀互结
E.痰气郁结

72.患者吐血色红或紫暗,脘腹胀闷,甚则作
痛,口臭,便秘,舌红苔黄腻,脉滑数。治疗
应首选
A.泻心汤合十灰散
B.白虎汤合四生丸
C.玉女煎合十灰散
D.失笑散合四生丸
E.丹参饮合十灰散

73.患者经常发低热,头晕眼花,身倦乏力,心
悸不宁,面白少华,唇甲色淡,舌质淡,脉
细。其治法是
A.滋阴清热
B.益气养血
C.活血化瘀
D.温补肾阳
E.清肝泄热

74.患者咳嗽。查体:右上肺叩诊出现鼓音,并
闻及支气管呼吸音和湿啰音。应首先考虑
的是
A.肺炎
B.肺结核
C.肺水肿
D.肺癌
E.肺不张

75.患者,男,28岁。高血压病史半年。近日

头痛加重,恶心,呕吐,心悸,气短。检查:
血压 190/135mmHg,眼底视网膜出血。心
电图示左室肥厚,心肌劳损。其诊断是
A.高血压脑病
B.缓进型高血压病
C.脑血管痉挛
D.急进型高血压病
E.急性心力衰竭

76.患者,男,70岁。近日胸痛发作频繁,2小
时前胸痛再次发作,含化硝酸甘油不能缓
解。检查:血压 90/60mmHg,心律不齐。
心电图Ⅱ、Ⅲ、aVF 导联 ST 段抬高呈弓背
向上的单向曲线。应首先考虑的是
A.心绞痛
B.急性心包炎
C.急性前间壁心肌梗死
D.急性下壁心肌梗死
E.急性广泛前壁心肌梗死

77.患者,男,42岁。反复上腹痛6年,今日突
发上腹剧痛,迅速扩散到右下腹及全腹。
查体:面色苍白,脉搏细弱,腹直肌强直,肝
浊音界消失。应首先考虑的是
A.胃溃疡出血
B.溃疡病并幽门梗阻
C.溃疡病急性穿孔
D.胃溃疡恶变
E.急性心肌梗死

78.患者,女,32岁。因双侧腰背酸痛,尿频、
尿急、尿痛7天就诊,体温39℃,双肾叩击
痛(+)。尿检:蛋白(+),脓细胞(+++),
红细胞(+)。最可能的诊断是
A.急性肾盂肾炎
B.急性膀胱炎
C.急性肾炎
D.慢性肾盂肾炎
E.肾结石

79. 患者,女,46 岁。心悸,乏力,食欲亢进 2 年
就诊。查体:眼裂增大,呈惊恐貌,甲状腺
Ⅱ度肿大,心尖区可闻及 3/6 级收缩期杂
音,心率 104 次/分,律整,血压 150/
75mmHg。应首先考虑的是
A. 甲状腺功能亢进症
B. 单纯甲状腺肿
C. 神经官能症
D. 结核病
E. 风湿热

80. 患儿,男,14 岁。患 1 型糖尿病 2 年,今日
在家中用胰岛素治疗后突然出现昏迷。其
昏迷原因最可能是
A. 酮症酸中毒
B. 高渗性昏迷
C. 呼吸性酸中毒
D. 乳酸性酸中毒
E. 低血糖昏迷

81. 患者,男,30 岁。颈部肿块,溃后脓水清
稀,夹有败絮样物质,经久不消。应首先考
虑的是
A. 发
B. 瘰疬
C. 颈痈
D. 失荣
E. 无头疽

82. 患者,女,58 岁。左侧腰周出现绿豆大水
疱,簇集成群,累累如串珠,排列成带状,疼
痛较重,舌苔薄黄,脉弦数。其诊断是
A. 接触性皮炎
B. 药物性皮炎
C. 蛇串疮
D. 热疮
E. 湿疮

83. 患者,男,27 岁。颈项部皮肤增厚,瘙痒反

复发作一年余,局部皮肤呈苔藓化。其诊
断是
A. 风热疮
B. 风瘙痒
C. 牛皮癣
D. 白屑风
E. 慢性湿疮

84. 张某,女,23 岁。患尖锐湿疣,外生殖器及
肛门出现疣状赘生物,色灰,质柔软,表面
秽浊潮湿,触之易出血,恶臭,小便色黄,不
畅,舌苔黄腻,脉弦数。治拟利湿化浊,清
热解毒。应首选
A. 黄连解毒汤
B. 萆薢化毒汤
C. 龙胆泻肝汤
D. 知柏地黄丸
E. 土茯苓合剂

85. 患者,男,61 岁。1 个月来,大便次数由每
日 1 次变为每日 2～3 次,并有下坠及排便
不尽之感,便中带血,色暗红,量不多。初
步诊断为直肠癌,为确诊,应作哪项简便而
有意义的检查
A. 结肠造影
B. 肛门直肠指诊
C. 美蓝染色
D. 结肠镜检查
E. 病理切片

86. 患者,男,73 岁。左下肢内臁疮,面积
5cm×5cm,局部红肿,渗液量较少。外
治应首选
A. 红油膏、九一丹
B. 白玉膏、生肌散
C. 金黄膏、九一丹
D. 金黄膏掺桃花散
E. 青黛膏、九一丹

87. 患者,女,19岁。经期前后不定,经量或多或少,经行不畅,有血块,胸胁、乳房、少腹胀痛,精神抑郁,舌苔薄白,脉弦。治疗应首选
    A. 香棱丸
    B. 丹栀逍遥散
    C. 逍遥散
    D. 乌药汤
    E. 柴胡疏肝散

88. 患者,女,34岁,已婚。阴道出血40天不止,量多,色淡,质稀,神倦乏力,面浮肢肿,不思饮食,手足不温,舌淡苔白,脉沉弱。治疗应首选
    A. 归脾汤
    B. 补中益气汤
    C. 固本止崩汤
    D. 举元煎
    E. 大补元煎

89. 患者,女,19岁。月经尚未初潮,头晕耳鸣,腰酸腿软,倦怠乏力,舌淡少苔,脉沉细。治疗应首选
    A. 大营煎
    B. 调肝汤
    C. 归肾丸
    D. 固阴煎
    E. 大补元煎

90. 患者,女,26岁,已婚。近半年来经行第1天少腹胀痛明显,拒按,伴乳房胀痛,月经量少,色暗有血块,血块排出后痛减。舌紫苔白,脉弦。其治法是
    A. 温经暖宫止痛
    B. 除湿散寒止痛
    C. 补气活血止痛
    D. 益肾养肝止痛
    E. 理气化瘀止痛

91. 患者,女,30岁。经行时肢体疼痛麻木,肢软乏力,月经量少,色淡,质薄,面色无华,舌质淡红,苔白,脉细弱。治疗应首选
    A. 少腹逐瘀汤
    B. 血府逐瘀汤
    C. 芎归胶艾汤
    D. 通窍活血汤
    E. 当归补血汤

92. 患者,女,35岁,已婚。患带下病3年,带下清冷、量多、质稀,腰酸腿软,少腹发凉,大便溏,舌淡苔薄白,脉沉迟。其证候是
    A. 肾阳虚
    B. 肾阴虚
    C. 湿热
    D. 脾虚
    E. 热毒

93. 患者,女,35岁,素体见神疲,腰膝酸软,白带清稀,怀孕8周后,胎动不安,舌淡苔白,脉沉弱。其证候是
    A. 肾虚不固之胎动不安
    B. 肾阳虚之胎动不安
    C. 肾阴虚之胎动不安
    D. 肾精不足之胎动不安
    E. 肾不纳气之胎动不安

94. 患者,女,33岁,已婚。孕5个月,面浮肢肿,肿处皮薄而光亮,按之凹陷不起,腰酸无力,下肢逆冷,舌淡苔白润,脉沉迟。诊为子肿,其证候是
    A. 脾虚
    B. 肾虚
    C. 气滞
    D. 血瘀
    E. 脾虚气滞

95. 患儿,9个月。发热,微汗,鼻塞流涕,咽红,夜间体温升高,又见惊惕啼叫,夜卧不

安,舌质红,苔薄白,指纹泛紫。其诊断是

A. 夜啼

B. 感冒夹痰

C. 感冒夹惊

D. 急惊风

E. 小儿暑温

96. 患儿流涕、咳嗽3天后,高热不退,咳嗽喘促,鼻扇,喉中痰声辘辘,口唇紫绀。其证候是

A. 风寒闭肺

B. 风热闭肺

C. 痰热闭肺

D. 痰热咳嗽

E. 心阳虚衰

97. 患儿口腔舌面满布溃疡,烦躁不宁,啼哭叫扰,口臭涎多,大便干结,舌红苔黄。其证候是

A. 肺热壅盛

B. 心火上炎

C. 脾胃积热

D. 肝胆火旺

E. 虚火上浮

98. 患儿,10个月。近半个月不思乳食,脘腹胀满,疼痛拒按,呕吐酸馊,烦躁哭吵,大便

较干,臭秽,舌淡苔白腻。其诊断是

A. 厌食

B. 腹痛

C. 疳证

D. 积滞

E. 呕吐

99. 患儿,11个月。早产,生后一直人工喂养,经常泄泻。近四个月来食欲不振,面色白,唇舌爪甲苍白,毛发稀黄,精神委靡,手足欠温,舌淡苔白,指纹淡。检查:血红蛋白60g/L。治疗应首选

A. 金匮肾气丸

B. 六味地黄丸

C. 右归丸

D. 理中丸

E. 小建中汤

100. 患儿,男,2岁。精神疲惫,面色萎黄,低热,手足心热,易汗出,大便干结,肢体拘挛,抽搐时轻时重,舌绛少津,苔少,脉细数。治疗应首选

A. 六味地黄丸

B. 左归丸

C. 大定风珠

D. 大补阴丸

E. 镇肝息风汤

A3 型选择题(101~118题)

答题说明

以下提供若干个案例,每个案例下设3道考题。请根据题干所提供的信息,在每一道考题下面的A、B、C、D、E五个备选答案中选择一个最佳答案,并在答题卡上将相应题号的相应字母所属的方框涂黑。

(101~103题共用题干)

患者,女,45岁。素体虚弱,常出现大便溏薄,近日加重,症见大便稀薄,每日5~6次,腹痛隐隐喜按,进食减少,食则闷胀,自述进食油腻易致发作。面色萎黄,神疲乏力,舌淡,苔白,

脉细弱。

101. 其诊断是

A. 泄泻

B. 胃痛

C. 腹痛

D. 痞满

E. 噎膈

102. 其治法是

 A. 芳香化湿,解表散寒

 B. 消食导滞,和中止泻

 C. 健脾益气,化湿止泻

 D. 温肾健脾,固涩止泻

 E. 抑肝扶脾

103. 治疗应首选

 A. 藿香正气散加减

 B. 四神丸加减

 C. 痛泻要方加减

 D. 参苓白术散加减

 E. 保和丸加减

(104~106 题共用题干)

患者,女,45 岁。体型偏瘦,双膝关节疼痛,反复发作 3 年,诊断为痹证。现症见:双膝关节游走性疼痛,活动不便,局部灼热红肿,痛不可触,得冷则舒,伴发热、恶风、汗出、口渴,舌红,苔黄腻,脉滑数。

104. 其辨证是

 A. 痛痹

 B. 着痹

 C. 风湿热痹证

 D. 痰瘀痹阻证

 E. 肝肾亏虚证

105. 其治法是

 A. 清热通络,祛风除湿

 B. 除湿通络,祛风散寒

 C. 化痰行瘀,蠲痹通络

 D. 散寒通络,祛风除湿

 E. 培补肝肾,舒筋止痛

106. 治疗应首选

 A. 乌头汤

 B. 白虎加桂枝汤

 C. 独活寄生汤

 D. 薏苡仁汤

 E. 双合汤

(107~109 题共用题干)

患者,男,20 岁。左肩背部发现一肿块半年,近期增大,约 2cm×3cm,不痛不痒,略微高起,边界清楚,与皮肤无粘连,中央有一个黑头,挤压后有臭味脂浆溢出。伴胸膈痞闷,急躁易怒,舌淡,苔腻,脉滑。

107. 本病的诊断是

 A. 疖

 B. 有头疽

 C. 痈

 D. 脂瘤

 E. 肉瘤

108. 内治应首选

 A. 芩连二母丸合凉血地黄丸

 B. 龙胆泻肝汤合仙方活命饮

 C. 二陈汤合四七汤

 D. 顺气归脾丸

 E. 丹栀逍遥散

109. 外治应首选

 A. 金黄膏外敷

 B. 冲和膏外敷

 C. 阳和解凝膏外敷

 D. 手术切除

 E. 切开扩创术

(110~112 题共用题干)

患者,女,28 岁。因产后过早性生活等因素致使带下增多,色黄绿如脓,臭秽难闻;小腹疼痛,腰骶酸痛;舌红,苔黄腻,脉滑数。

110. 其诊断是

 A. 带下过多热毒蕴结证

 B. 带下过多湿热下注证

 C. 带下过多阴虚夹湿证

 D. 带下过多肾阳虚证

 E. 带下过多脾虚证

111. 其治法是

 A. 清热解毒

 B. 清热利湿,解毒杀虫

 C. 滋肾益阴,清热利湿

D. 温肾培元,固涩止带

E. 健脾益气,升阳除湿

112.治疗应首选

　　A. 五味消毒饮

　　B. 龙胆泻肝汤

　　C. 易黄汤

　　D. 知柏地黄汤

　　E. 内补丸

(113～115题共用题干)

患儿,男,9岁。反复发作哮喘3年。近2日发热面红,咳喘痰鸣,咳嗽痰壅,声高息涌,胸闷,呼吸困难,鼻塞,流涕黄稠,夜卧不安,大便秘结,2日未行,小便黄赤,舌红,苔薄黄,脉滑数,指纹紫。

113.其辨证是

　　A. 毒热闭肺证

　　B. 风热郁肺证

　　C. 阴虚肺热证

　　D. 痰热阻肺证

　　E. 外寒内热证

114.其治法是

　　A. 清肺涤痰,止咳平喘

　　B. 解表清里,止咳平喘

　　C. 辛凉宣肺,化痰止咳

　　D. 养阴清肺,润肺止咳

　　E. 清热解毒,泻肺开闭

115.治疗应首选

　　A. 大青龙汤

B. 沙参麦冬汤

C. 麻杏甘石汤合苏葶丸

D. 黄连解毒汤合麻杏甘石汤

E. 苏子降气汤

(116～118题共用题干)

患者,男,40岁。右上腹痛2个月。查体:肝肋下3cm,脾肋下2cm,移动性浊音阳性。HBs-Ag阳性;B超检查:肝右叶有一直径5cm的占位性病变。

116.该患者最可能的诊断是

　　A. 肝硬化

　　B. 肝脓肿

　　C. 肝血管瘤

　　D. 肝癌

　　E. 肝包虫病

117.该患者最适合的实验室检查是

　　A. AFP

　　B. γ-GT

　　C. 血培养

　　D. 包虫囊液皮试

　　E. 血清胆红素测定

118.对该病具有确定诊断意义的检查是

　　A. B超检查

　　B. 腹部CT检查

　　C. X线检查

　　D. 肝功能检查

　　E. 肝组织活检或细胞学检查

B1型选择题(119～150题)

答题说明

　　以下提供若干组考题,每组考题共用在考题前列出的A、B、C、D、E五个备选答案。请从中选择一个与问题关系最密切的答案,并在答题卡上将相应题号的相应字母所属方框涂黑。某个备选答案可能被选择一次、多次或不被选择。

　　A. 清热养阴,益气补肺

　　B. 排脓解毒

　　C. 清热解毒,化瘀消痈

　　D. 疏风散热,清肺化痰

　　E. 清肺解毒,化瘀排脓

119.肺痈初期的治法是

120. 肺痈成痈期的治法是

    A. 健脾化湿

    B. 温中健脾

    C. 温中补肾

    D. 散寒止痛

    E. 散寒除湿

121. 胃痛暴作,畏寒喜暖,脘腹得温则痛减,口和不渴,喜热饮,舌苔薄白,脉弦紧。其治法是

122. 胃痛隐隐,喜温喜按,空腹痛甚,得食痛减,泛吐清水,神疲乏力,大便溏薄,舌淡苔白,脉迟缓。其治法是

    A. 目睛黄染

    B. 皮肤发黄

    C. 胁肋疼痛

    D. 腹内积块

    E. 腹大胀满

123. 诊断黄疸的主要依据是

124. 诊断积聚的主要依据是

    A. 心

    B. 肝

    C. 脾

    D. 肾与膀胱

    E. 肺

125. 淋证的主要病位是

126. 喘证的必伤之脏是

    A. 扑翼样震颤

    B. 出血倾向

    C. 皮肤色素沉着

    D. 脾脏肿大

    E. 蜘蛛痣

127. 肝硬化,雌激素灭活障碍,可出现

128. 肝硬化门脉高压,可出现

    A. 热

    B. 寒

    C. 风

    D. 气

    E. 虚

129. 疼痛而皮色不红、不热,得暖则痛缓。其痛的原因是

130. 攻痛无常,时感抽掣,喜缓怒甚。其痛的原因是

    A. 螺疔

    B. 蛇头疔

    C. 蛇眼疔

    D. 蛀节疔

    E. 舌疔

131. 生于手指骨节间的疔疮称为

132. 生于指腹部的疔疮称为

    A. 心

    B. 肾

    C. 脾

    D. 肝

    E. 胃

133. 女子的乳房,属

134. 男子的乳房,属

    A. 血府逐瘀汤

    B. 启宫丸

    C. 桃红四物汤

    D. 乌药汤

    E. 苍附导痰丸

135. 治疗月经过少血瘀证,应首选

136. 治疗月经过少痰湿证,应首选

    A. 子病

    B. 脆脚

    C. 子肿

    D. 子气

    E. 胞阻

137. 妊娠恶阻,又称

138. 妊娠肿胀,又称

 A. 养血活血

 B. 补血益气

 C. 行气养血

 D. 活血止痛

 E. 活血化瘀,散寒止痛

139. 产后腹痛血虚证的治法是

140. 产后腹痛血瘀证的治法是

 A. 银翘散

 B. 清瘟败毒饮

 C. 白虎汤

 D. 新加香薷饮

 E. 凉膈散

141. 治疗皮肤黏膜淋巴结综合征卫气同病,应首选

142. 治疗皮肤黏膜淋巴结综合征气营两燔,应首选

 A. 解肌透痧汤

 B. 凉营清气汤

 C. 沙参麦冬汤

 D. 银翘散

 E. 清胃解毒汤

143. 治疗丹痧邪侵肺卫证,应首选

144. 治疗丹痧毒炽气营证,应首选

 A. 从胸走手

 B. 从手走头

 C. 从头走足

 D. 从足走腹

 E. 从腹走胸

145. 手三阳经的走向是

146. 足三阳经的走向是

 A. 井穴

 B. 荥穴

 C. 合穴

 D. 经穴

 E. 输穴

147. 曲池在五输穴中,属

148. 太溪在五输穴中,属

 A. 13 寸

 B. 12 寸

 C. 9 寸

 D. 6 寸

 E. 5 寸

149. 内辅骨下廉至内踝高点的骨度分寸是

150. 两肩胛骨内缘之间的骨度分寸是

考前自测卷(二)答案

第 一 单 元

1. C	2. C	3. D	4. E	5. C	6. C	7. D	8. D	9. B	10. E
11. B	12. D	13. B	14. C	15. C	16. D	17. B	18. E	19. B	20. B
21. C	22. B	23. A	24. B	25. D	26. D	27. A	28. E	29. C	30. D
31. B	32. E	33. C	34. D	35. B	36. B	37. B	38. E	39. A	40. B
41. C	42. D	43. E	44. B	45. C	46. C	47. A	48. C	49. C	50. E
51. E	52. D	53. B	54. A	55. D	56. E	57. D	58. C	59. D	60. B
61. E	62. E	63. B	64. A	65. D	66. C	67. A	68. E	69. D	70. E
71. D	72. B	73. D	74. C	75. D	76. B	77. C	78. B	79. A	80. E
81. B	82. B	83. C	84. B	85. E	86. C	87. E	88. A	89. E	90. B
91. D	92. C	93. A	94. C	95. A	96. C	97. C	98. C	99. D	100. D
101. E	102. B	103. A	104. B	105. B	106. A	107. D	108. C	109. E	110. D
111. E	112. B	113. C	114. D	115. B	116. B	117. C	118. D	119. D	120. B
121. B	122. B	123. B	124. C	125. B	126. E	127. D	128. C	129. C	130. E
131. A	132. C	133. D	134. C	135. D	136. C	137. D	138. C	139. D	140. C
141. B	142. D	143. C	144. D	145. A	146. C	147. A	148. E	149. A	150. B

第 二 单 元

1. C	2. B	3. B	4. E	5. B	6. C	7. C	8. C	9. A	10. C
11. C	12. A	13. C	14. C	15. D	16. C	17. A	18. C	19. A	20. B
21. A	22. D	23. A	24. E	25. D	26. B	27. A	28. A	29. D	30. D
31. E	32. C	33. D	34. A	35. A	36. D	37. B	38. C	39. E	40. C
41. C	42. A	43. A	44. C	45. A	46. E	47. A	48. E	49. B	50. D
51. A	52. B	53. B	54. B	55. A	56. C	57. B	58. B	59. B	60. D
61. E	62. C	63. C	64. C	65. D	66. C	67. C	68. A	69. B	70. D
71. E	72. A	73. B	74. B	75. D	76. C	77. C	78. A	79. A	80. E
81. B	82. C	83. C	84. C	85. D	86. C	87. C	88. C	89. C	90. E
91. E	92. A	93. A	94. B	95. C	96. C	97. C	98. D	99. C	100. C
101. A	102. C	103. D	104. C	105. A	106. B	107. D	108. C	109. D	110. A
111. A	112. A	113. D	114. A	115. C	116. D	117. A	118. E	119. D	120. C
121. D	122. B	123. A	124. D	125. D	126. E	127. E	128. D	129. B	130. D
131. D	132. A	133. E	134. B	135. C	136. E	137. A	138. C	139. B	140. D
141. A	142. B	143. A	144. B	145. B	146. C	147. C	148. E	149. A	150. D

中医执业助理医师资格考试
考前自测卷（三）
（医学综合笔试部分）

考生姓名：＿＿＿＿＿＿＿＿＿＿

准考证号：＿＿＿＿＿＿＿＿＿＿

考　　　点：＿＿＿＿＿＿＿＿＿＿

考　场　号：＿＿＿＿＿＿＿＿＿＿

A1 型选择题(1~104 题)

> **答题说明**
>
> 　　每一道考试题下面有 A、B、C、D、E 五个备选答案。请从中选择一个最佳答案,并在答题卡上将相应题号的相应字母所属的方框涂黑。

1. 下列哪项属于中医学的基本特点
   A. 同病异治
   B. 异病同治
   C. 审因论治
   D. 辨证论治
   E. 标本同治

2. 以阴阳概括说明事物,下列属阴的是
   A. 黄、赤
   B. 青、白
   C. 鲜明
   D. 呼吸有力
   E. 声高气粗

3. "孤阴不生,独阳不长"主要说明了阴阳关系的哪一方面
   A. 对立
   B. 互根
   C. 消长
   D. 转化
   E. 动态平衡

4. 下列何项归属五行之"土"
   A. 目
   B. 舌
   C. 口
   D. 鼻
   E. 耳

5. 下列不符合五行生克规律的是
   A. 水为木之母
   B. 金为土之子
   C. 火为土之母
   D. 金为木之所胜

E. 水为火之所不胜

6. 肺的通调水道功能主要依赖于
   A. 主气
   B. 司呼吸
   C. 朝百脉
   D. 主宣发肃降
   E. 输精于皮毛

7. 在调节女子月经和男子排精方面有密切关系的两脏是
   A. 心与脾
   B. 肝与肾
   C. 心与肾
   D. 脾与肾
   E. 肝与脾

8. 被称为"中精之府"的是
   A. 脉
   B. 骨
   C. 胆
   D. 胞宫
   E. 脑

9. 与气的生成密切相关的脏是
   A. 心、肝、脾
   B. 肺、肾、肝
   C. 肺、脾、肾
   D. 肝、脾、肾
   E. 心、肺、肾

10. 气的固摄作用主要表现在
    A. 维持血液在脉管内运行
    B. 维持体内水液代谢的相对平衡

C.维持脏腑组织器官位置的稳定

D.维持胎儿在胞宫内的安定和正常发育

E.维持体温的正常恒定

11.人体生命活动的原动力是

A.宗气

B.营气

C.元气

D.卫气

E.中气

12.与血液生成无直接关系的是

A.脾

B.肺

C.胃

D.心

E.肝

13.下列各项与津液的代谢关系最为密切的是

A.脾、胃、肾

B.心、脾、肾

C.肝、脾、肾

D.肺、脾、肾

E.肺、肝、肾

14."夺血者无汗"的生理基础是

A.精血同源

B.津血同源

C.乙癸同源

D.肝肾同源

E.气能生血

15.分布于上肢内侧后缘的经脉是

A.手太阴肺经

B.手阳明大肠经

C.手厥阴心包经

D.手少阴心经

E.手太阳小肠经

16.称为"阴脉之海"的是

A.胞脉

B.冲脉

C.带脉

D.督脉

E.任脉

17.趋下,易袭阴位,致病后病程较长,反复发作,缠绵难愈的邪气是

A.风

B.寒

C.湿

D.暑

E.燥

18.恐伤

A.肾

B.脾

C.肝

D.肺

E.心

19.疾病的发生是

A.邪正相搏

B.邪气盛

C.正胜邪负

D.邪胜正负

E.邪气不盛,正气也不虚

20.阴阳偏盛形成的是

A.实证

B.里证

C.表证

D.寒证

E.热证

21.阴邪盛而导致的寒实证,其治疗方法是

A.虚者补之

B.寒者热之

C.热者寒之

D.阴病治阳

E.阳病治阴

22.久病畏寒,多见于哪种证候

A.气虚

B.阳虚

C.表寒

D.实寒

E.血虚

23.头两侧疼痛,属

A.太阳经

B.阳明经

C.少阳经

D.太阴经

E.少阴经

24.善饥多食的病机是

A.脾失健运

B.胃强脾弱

C.胃阴不足

D.胃气将绝

E.胃火炽盛

25.白色主

A.受惊

B.湿证

C.水饮

D.痛证

E.寒证

26.下列各项,属常色的是

A.枯槁晦暗

B.鲜明暴露

C.明润而不应时应位

D.红黄隐隐,荣润光泽

E.独呈色而无血色相间

27.在"五轮学说"中,白睛为

A.血轮

B.气轮

C.水轮

D.肉轮

E.风轮

28.温病发斑,应属

A.气分热盛

B.热入营血

C.湿热蕴结

D.阳明经热

E.外感风热

29.关于舌的脏腑分部,舌尖属于

A.心肺

B.肺胃

C.肺肾

D.脾胃

E.肝胆

30.下列哪项最常见舌绛少苔

A.热盛

B.血瘀

C.气虚

D.阴虚

E.痰火

31.咳声如犬吠样,可见于

A.百日咳

B.白喉

C.感冒

D.肺痨

E.肺痿

32.哮与喘的主要鉴别点是

A.呼吸困难

B.短促急迫

C.喉中痰鸣

D. 鼻翼扇动

E. 张口抬肩

33. 濡脉与弱脉的主要不同点,在于
   A. 脉位的浮沉
   B. 脉力的大小
   C. 脉形的长短
   D. 脉率的快慢
   E. 脉律的齐否

34. 身热初按热甚,久按热反轻者多属
   A. 热在表
   B. 热在里
   C. 虚阳外越
   D. 阴虚证
   E. 亡阳证

35. 下列哪项一般不属于实性病理反应
   A. 壮热
   B. 精神亢奋
   C. 脉实有力
   D. 五心烦热
   E. 二便不通

36. 下列各项,属亡阴证临床表现的是
   A. 面色苍白
   B. 热汗而黏
   C. 呼吸微弱
   D. 脉微欲绝
   E. 四肢厥冷

37. 血虚必有的特征性证候是
   A. 心悸失眠
   B. 经少经闭
   C. 肢体麻木
   D. 头晕眼花
   E. 肌肤黏膜淡白

38. 下列哪项不是血寒证的临床表现

A. 舌绛,脉数疾

B. 畏寒,手足或少腹等患处冷痛拘急、得温痛减

C. 肤色紫暗发凉,或为痛经

D. 月经愆期、经色紫暗、夹有血块

E. 唇舌青紫,苔白滑,脉沉迟弦涩

39. 表现为心胸憋闷刺痛,痛处不移的心脉痹阻证,其病因是
   A. 寒凝
   B. 瘀阻
   C. 气滞
   D. 痰阻
   E. 气虚

40. 下列哪项是燥邪犯肺证与肺阴虚证的鉴别要点
   A. 有无发热恶寒
   B. 有无胸痛咳血
   C. 有无口干咽燥
   D. 痰量的多少
   E. 咯痰的难易

41. 以下症状由于肾气不固导致的是
   A. 畏寒
   B. 小便失禁
   C. 呼多吸少
   D. 男子精少不育
   E. 腰膝酸软

42. 下列哪项不属于心肾不交证症状的是
   A. 心烦心悸
   B. 多梦健忘
   C. 腰膝酸软
   D. 惊悸不宁
   E. 五心烦热

43. 下列配伍中属于“十九畏”的药物是
   A. 大戟与甘草

B. 贝母与乌头

C. 乌头与瓜蒌

D. 官桂与赤石脂

E. 芍药与藜芦

44. 下列药物用法不正确的是

A. 青黛作散剂冲服或入丸剂服用

B. 巴豆榨汁,冷开水调服

C. 鸦胆子装胶囊服用

D. 芦荟入丸剂服用

E. 番泻叶开水泡服,入汤剂后下

45. 具有清利头目功效的药物是

A. 蔓荆子

B. 葛根

C. 柴胡

D. 升麻

E. 白芷

46. 芦根具有的功效是

A. 除烦、止呕、利尿

B. 除烦、止泻、利尿

C. 泻火、止泻、利尿

D. 泻火、止汗、生津

E. 除烦、燥湿、止呕

47. 玄参具有的功效是

A. 解毒

B. 止血

C. 活血

D. 利尿

E. 养血

48. 既能退虚热,又能除疳热的药物是

A. 柴胡、银柴胡

B. 银柴胡、胡黄连

C. 牡丹皮、赤芍

D. 黄连、胡黄连

E. 白薇、秦艽

49. 尤其善治下半身风湿痹痛的药物是

A. 威灵仙

B. 白花蛇

C. 羌活

D. 独活

E. 防己

50. 治寒湿偏盛的疟疾当选用下列何药

A. 常山

B. 槟榔

C. 草果

D. 青蒿

E. 柴胡

51. 既可用治水肿,又可用治肺痈、肠痈的药物是

A. 泽泻

B. 茯苓

C. 猪苓

D. 车前子

E. 薏苡仁

52. 能上助心阳、中温脾阳、下补肾阳,为"回阳救逆第一品药"的是

A. 附子

B. 干姜

C. 丁香

D. 吴茱萸

E. 小茴香

53. 三七具有的功效是

A. 凉血消痈

B. 活血定痛

C. 养血安神

D. 温经通脉

E. 解毒敛疮

54. 善"上行头目",功能祛风止痛,为治头痛要药的是

A. 羌活

B. 川芎

C. 细辛

D. 白芷

E. 吴茱萸

55. 苦杏仁的归经是

A. 肺经、心经、大肠经

B. 肺经、大肠经

C. 胃经、肺经

D. 脾经、大肠经、心经

E. 肺经、脾经

56. 具有定惊安神,活血散瘀,利尿通淋作用的
药物是

A. 朱砂

B. 磁石

C. 龙骨

D. 牡蛎

E. 琥珀

57. 白术、苍术共同具有的功效是

A. 固表止汗

B. 益气安胎

C. 健脾燥湿

D. 发汗解表

E. 祛风除湿

58. 止嗽散的组成中不含有

A. 紫菀

B. 白前

C. 杏仁

D. 荆芥

E. 陈皮

59. 以下哪味药物为麻子仁丸的组成药物

A. 蔓荆子

B. 赤芍

C. 知母

D. 麻黄

E. 杏仁

60. 小柴胡汤中"和解少阳"的主要药物是

A. 柴胡与半夏

B. 黄芩与人参

C. 半夏与生姜

D. 柴胡与黄芩

E. 黄芩与半夏

61. 清营汤主治证的热型是

A. 夜热早凉

B. 身热夜甚

C. 日晡潮热

D. 往来寒热

E. 皮肤蒸热

62. 具有清胃凉血功用的方剂是

A. 玉女煎

B. 清气化痰丸

C. 蒿芩清胆汤

D. 温胆汤

E. 清胃散

63. 四逆汤的药物组成是

A. 人参、干姜、炙甘草

B. 人参、肉桂、炙甘草

C. 生附子、人参、炙甘草

D. 生附子、肉桂、炙甘草

E. 生附子、干姜、炙甘草

64. 一贯煎的药物组成是

A. 北沙参、麦冬、熟地黄、当归身、枸杞子、
川楝子

B. 北沙参、麦冬、生地黄、当归身、枸杞子、
川楝子

C. 北沙参、天冬、生地黄、当归身、枸杞子、
川楝子

D. 北沙参、麦冬、生地黄、当归身、黄芪、川

棟子

E. 北沙参、麦冬、生地黄、当归身、枸杞子、川楝子、五味子

65. 甘温除热的代表方剂是
A. 小建中汤
B. 补中益气汤
C. 四君子汤
D. 黄芪桂枝五物汤
E. 升阳益胃汤

66. 天王补心丹的主治证候中有
A. 高热
B. 头痛
C. 虚烦
D. 便溏
E. 胸闷

67. 以下哪味是半夏泻心汤和苏子降气汤都含有的药物
A. 厚朴
B. 生甘草
C. 半夏
D. 干姜
E. 生姜

68. 补阳还五汤中的君药是
A. 桃仁
B. 红花
C. 川芎
D. 当归尾
E. 黄芪

69. 消风散的组成药物中含有
A. 防风、羌活
B. 荆芥、白芷
C. 防风、细辛
D. 白芍、木通
E. 知母、石膏

70. 以下哪项是清燥救肺汤含有的药物
A. 桑叶、杏仁、沙参
B. 阿胶、人参、麦冬
C. 桑叶、杏仁、浙贝母
D. 半夏、人参、麦冬
E. 玄参、麦冬、枇杷叶

71. 下列方剂中含有杏仁、白蔻仁、薏苡仁的是
A. 三子养亲汤
B. 杏苏散
C. 桑杏汤
D. 三仁汤
E. 定喘汤

72. 实脾散与真武汤组成中均含有的药物是
A. 附子、茯苓、白术
B. 甘草、干姜、茯苓
C. 茯苓、白术、木瓜
D. 木香、茯苓、甘草
E. 芍药、生姜、白术

73. 甘露消毒丹除清热解毒外,还具有的功用是
A. 利水通淋
B. 利湿化浊
C. 分清化浊
D. 利水消肿
E. 利水渗湿

74. 下列不是保和丸组成药物的是
A. 麦芽
B. 山楂
C. 神曲
D. 连翘
E. 茯苓

75. 寒热错杂,正气虚弱的久泻久痢,宜选用
A. 芍药汤
B. 葛根芩连汤

C. 败毒散

D. 乌梅丸

E. 四神丸

76. 下列哪项属于非感染性发热的疾病

    A. 肺结核

    B. 肺炎

    C. 急性肾盂肾炎

    D. 伤寒

    E. 血清病

77. 表现为吸气性呼吸困难的疾病

    A. 支气管哮喘

    B. 慢性支气管炎

    C. 慢性阻塞性肺气肿

    D. 广泛肺纤维化

    E. 气管内异物

78. 下列除哪项外,均可引起肝细胞性黄疸

    A. 病毒性肝炎

    B. 中毒性肝炎

    C. 肝癌

    D. 疟疾

    E. 钩端螺旋体病

79. 下列哪项不是采录"既往史"所要求的内容

    A. 是否到过传染病流行地区

    B. 过去手术史

    C. 预防接种情况

    D. 传染病史

    E. 过敏史

80. 下列哪种疾病可见双侧瞳孔缩小

    A. 吗啡中毒

    B. 阿托品中毒

    C. 酒精中毒

    D. 脑炎

    E. 颅脑外伤

81. 佝偻病不会出现的是

    A. 鸡胸

    B. 肋骨串珠

    C. 肋膈沟

    D. 肋间隙增宽

    E. 漏斗胸

82. 肺气肿时,肺部叩诊音应是

    A. 清音

    B. 过清音

    C. 浊音

    D. 鼓音

    E. 实音

83. 主动脉瓣狭窄,可出现

    A. 心尖部舒张期震颤

    B. 胸骨左缘第2肋间收缩期震颤

    C. 胸骨左缘第2肋间连续性震颤

    D. 胸骨右缘第2肋间收缩期震颤

    E. 胸骨右缘第2肋间舒张期震颤

84. 下列各项中,有匙状甲的是

    A. 支气管扩张

    B. 缺铁性贫血

    C. 支气管肺癌

    D. 慢性肺脓肿

    E. 脓胸

85. 血红蛋白增多,见于

    A. 甲亢危象

    B. 维生素 B_{12} 缺乏

    C. 叶酸缺乏

    D. 铁缺乏

    E. 严重溶血

86. 在浆膜腔积液检查中,符合渗出液特点的是

    A. 细胞计数小于 $100/mm^3$

    B. 比重小于 1. 018

C.黏蛋白测定阴性

D.有病原菌

E.液体不能自行凝固

87.下列描述属于正常 T 波的是

A.T 波低平

B.T 波双向

C.T 波倒置

D.T 波高耸

E.与 QRS 波群主波方向一致

88.下列描述属于浸润型肺结核 X 线表现的是

A.哑铃状双极现象

B.肺门和(或)纵隔淋巴结肿大而突向肺野

C.渗出、增殖、播散、纤维、空洞等多种性质的病灶同时存在

D.均匀一致的粟粒状阴影

E.患侧肋膈角变钝

89.风湿性心瓣膜病左房室瓣狭窄最重要的体征是

A.二尖瓣面容

B.肺动脉瓣区第二心音亢进

C.心尖区第一心音增强

D.心尖区舒张中晚期隆隆样杂音

E.肺动脉瓣区第二心音分裂

90.溃疡病最常见的并发症是

A.上消化道出血

B.胃肠穿孔

C.幽门梗阻

D.胃溃疡恶变

E.溃疡病急性穿孔

91.血尿伴明显的膀胱刺激症状常见于

A.急性膀胱炎

B.肾肿瘤

C.肾小球肾炎

D.过敏性紫癜

E.多囊肾

92.缺铁性贫血的主要原因是

A.溶血

B.慢性失血

C.慢性肾炎

D.慢性肝病

E.慢性感染

93.下列各项,不属传染病基本特征的是

A.有病原体

B.有感染后免疫性

C.有流行病学特征

D.有发热

E.有传染性

94.流行性出血热三红三痛见于哪一期

A.发热期

B.低血压休克期

C.少尿期

D.多尿期

E.恢复期

95.伤寒菌血液培养,阳性率最高的时间是

A.第 1 周

B.第 2 周

C.第 3 周

D.第 4 周

E.第 5 周

96.诊断霍乱不需要做的辅助检查是

A.增菌培养

B.血清学检查

C.粪便涂片染色

D.特异性核酸检测

E.悬滴检查

97.下列不属急性重型肝炎典型表现的是

A. 黄疸迅速加深

B. 出血倾向明显

C. 肝肿大

D. 出现烦躁、谵妄等神经系统症状

E. 急性肾功能不全

A. 社会舆论

B. 社会舆论、内心信念、传统习俗

C. 疗效标准、社会标准、科学标准

D. 社会舆论

E. 内心信念

98. 下列不支持艾滋病诊断的是

A. 口咽念珠菌感染

B. 持续发热

C. 头痛,进行性痴呆

D. 皮肤黏膜出血

E. 慢性腹泻

99. 1976 年美国学者提出的医患关系基本模式是

A. 主动 - 被动型、互相 - 合作型、平等参与型

B. 主动 - 合作型、相互 - 指导型、共同参与型

C. 主动 - 配合型、指导 - 合作型、共同参与型

D. 主动 - 被动型、指导 - 合作型、共同参与型

E. 主动 - 被动型、共同参与型、父权主义型

100. 尊重患者知情同意权,其正确的做法是

A. 婴幼患儿可以由监护人决定其诊疗方案

B. 家属无承诺,即使患者本人知情同意也不得给予手术

C. 对特殊急诊患者的抢救都同样对待

D. 无须做到患者完全知情

E. 只经患者同意即可手术

101. 医德评价的方式是

102. 国家实行医师资格考试制度,目的是检验评价申请医师资格者是否具备

A. 医学专业学历

B. 取得医学专业技术职务的条件

C. 从事医学专业教学、科研的资格

D. 开办医疗机构的条件

E. 从事医学实践必需的基本专业知识与能力

103. 药品管理法规是具体规定药品研制、生产、经营、使用、监督检验规范的法律总和,其监督管理的核心是

A. 药品配制技术

B. 药品生产工艺

C. 药品经营过程

D. 药品使用情况

E. 药品质量

104.《突发公共卫生事件应急条例》规定:突发事件应急工作应当遵循的原则是

A. 完善并建立监测与预警手段

B. 预防为主常备不懈

C. 积极预防认真报告

D. 及时调查认真处理

E. 监测分析综合评价

A2 型选择题(105 ~ 124 题)

答题说明

每一道考题是以一个小案例出现的,其下面都有 A、B、C、D、E 五个备选答案。请从中选择一个最佳答案,并在答题卡上将相应题号的相应字母所属的方框涂黑。

105. 治疗阴虚肺燥,干咳无痰,口干舌燥者,应首选

A. 石膏

B. 芦根

C.天花粉

D.黄芩

E.知母

106.患者痰壅气逆,咳嗽喘逆,痰多胸闷,食少难消,舌苔白腻,脉滑。治疗宜选用

A.山楂

B.莱菔子

C.神曲

D.鸡内金

E.麦芽

107.治疗畏寒肢冷,腰膝酸痛,小便频数,精神疲乏,并见疮疡不敛者,应首选

A.党参

B.黄芪

C.鹿茸

D.续断

E.何首乌

108.患者,男,65岁。皮肤、巩膜黄染进行性加重,大便持续变白,消瘦明显。应首先考虑的是

A.急性病毒性肝炎

B.肝硬化

C.肝癌

D.胰头癌

E.胆总管结石

109.患者,男,50岁。神志不清1天急诊入院。检查:无自主运动,不能被唤醒,对痛觉刺激尚有反应,角膜反射、瞳孔对光反射、眼球运动、吞咽反射均存在。此患者的意识障碍类型是

A.嗜睡

B.意识模糊

C.昏睡

D.浅昏迷

E.深昏迷

110.患儿,男,3岁。出生后人工喂养,近来常表现夜间多汗。检查:方颅,胸骨下部显著前突,胸廓呈鸡胸,肋骨与肋软骨交界处变厚增大。应首先考虑的是

A.结核病

B.风湿热

C.佝偻病

D.脑积水

E.气胸

111.患者,男,26岁。淋雨后寒战,发热,咳嗽,咯铁锈色痰,胸痛。查体:口唇周围有单纯疱疹,叩诊右下肺轻度浊音,听诊呼吸音减低。应首先考虑的是

A.急性支气管炎

B.肺结核

C.急性肺脓肿

D.肺炎球菌肺炎

E.病毒性肺炎

112.病人频发房性早搏,自觉心悸不适,心率90次/分。可以选用以下何种药物治疗

A.普萘洛尔(心得安)

B.美西律

C.地西泮(安定)

D.地高辛

E.奎尼丁

113.患者,男,50岁。高血压病史15年,未坚持服药。2小时前因情绪激动突然意识不清,双侧瞳孔不等大。应首先考虑的是

A.酒精中毒

B.药物中毒

C.高血压性脑出血

D.脑血栓

E.心功能不全

114.某患者,女,23岁。被人发现时躺在地板上,呈昏迷状态,口吐白沫。查体:神志不

清,两瞳孔针尖大小,口唇发绀,两肺满布水泡音,心率60次/分,肌肉震颤。应首先考虑的是

A. 癫痫大发作

B. 肝昏迷

C. 尿毒症

D. 有机磷农药中毒

E. 安眠药中毒

115. 患者外感风寒,咽喉赤肿疼痛,吞咽困难,咽干,咳嗽。治疗应首选

A. 合谷

B. 内庭

C. 太溪

D. 鱼际

E. 廉泉

116. 患者,男,30岁。口角歪向右侧,左眼不能闭合2天,左侧额纹消失,治疗应选取何经穴为主

A. 手、足少阳经

B. 手、足太阴经

C. 手、足太阳经

D. 手、足厥阴经

E. 手、足阳明经

117. 患者,男,47岁。下肢弛缓无力1年余,肌肉明显萎缩,功能严重受限,并感麻木,发凉,腰酸,头晕,舌红少苔,脉细数。治疗应首选

A. 阳明经穴

B. 太阳经穴

C. 督脉经穴

D. 少阳经穴

E. 厥阴经穴

118. 患者,女,46岁。2周来自觉心慌,时作时止,兼头晕,舌淡红,脉细弱。治疗应选取何经穴为主

A. 手太阴、足少阴经

B. 足少阴、手少阴经

C. 手厥阴、足厥阴经

D. 手少阴、手厥阴经

E. 足少阴、手厥阴经

119. 患者,男,39岁。近3日来,两胁胀痛,时有恶心呕吐,口苦,舌红苔黄腻。治疗除取期门、太冲、支沟穴外,还应取

A. 合谷、丘墟

B. 内庭、三阴交

C. 阳陵泉、足三里

D. 内关、行间

E. 足临泣、曲池

120. 患者,男,25岁。胁肋胀痛1个月,伴见恶心呕吐,舌红苔黄腻。治疗应取何经穴为主

A. 足少阳、足厥阴经

B. 足少阳、足阳明经

C. 足阳明、足太阴经

D. 足厥阴、足太阴经

E. 足太阳、足太阴经

121. 患者,男,55岁。1年来每日黎明之前腹微痛,痛即泄泻,或肠鸣而不痛,腹部和下肢畏寒,舌淡苔白,脉沉细,治疗除取主穴外,还应加

A. 胃俞、合谷

B. 肝俞、内关

C. 三焦俞、公孙

D. 命门、关元

E. 关元俞、三阴交

122. 患者,男,48岁。右下齿痛2天,伴龈肿,口臭,便秘,脉滑数。治疗应首选

A. 合谷、太冲、下关、迎香

B. 合谷、内庭、下关、颊车

C. 外关、风池、下关、颊车

D.外关、内庭、迎香、下关

E.太溪、行间、颊车、颧髎

123.患者,女,23 岁。痛经 9 年,经行不畅,小腹胀痛,拒按,经色紫红,夹有血块,血块下后痛即缓解,脉沉涩。治疗应首选

A.足三里、太冲、三阴交

B.中极、次髎、地机

C.合谷、三阴交

D.曲池、内庭

E.合谷、归来

124.患者,女,50 岁。家属代诉:刚才与人争吵,突然昏倒,不省人事。见面色苍白,汗出,四肢逆冷,脉细缓。治疗应首选

A.百会、神庭、印堂、太阳

B.百会、囟会、人中、承浆

C.通天、四神聪、神门、液门

D.人中、合谷、足三里、中冲

E.三阴交、合谷、神门、大陵

B1 型选择题(125～150 题)

答题说明
以下提供若干组考题,每组考题共用在考题前列出的 A、B、C、D、E 五个备选答案。请从中选择一个与问题关系最密切的答案,并在答题卡上将相应题号的相应字母所属方框涂黑。某个备选答案可能被选择一次、多次或不被选择。

A.心

B.肺

C.脾

D.肝

E.肾

125."气之根"是指

126."气之主"是指

A.咳嗽,咳痰稀白

B.咳嗽,痰多泡沫

C.咳喘,咯痰黄稠

D.咳嗽,痰少难咳

E.咳喘,痰多易咳

131.热邪壅肺证,可见

132.燥邪犯肺证,可见

A.胆

B.胃

C.小肠

D.大肠

E.膀胱

127.具有"主津"功能的腑是

128.具有"主液"功能的腑是

A.茵陈

B.萆薢

C.虎杖

D.地肤子

E.金钱草

133.具有利湿退黄、解毒消肿功效的药物是

134.具有利湿退黄、散瘀止痛功效的药物是

A.显于风关

B.达于气关

C.达于命关

D.透关射甲

E.未超风关

129.邪入脏腑,病情严重者,指纹的表现是

130.病情凶险者,指纹的表现是

A.养心

B.渗湿

C.温胃

D.益阴

E.温阳

135.归脾汤除益气健脾、补血外,还具有的功用是

136. 参苓白术散除益气健脾、止泻外,还具有的功用是

    A. 活血祛瘀,行气止痛
    B. 活血祛瘀,温经止痛
    C. 活血祛瘀,通络止痛
    D. 活血祛瘀,疏肝通络
    E. 活血祛瘀,凉血止痛

137. 血府逐瘀汤的功用是

138. 复元活血汤的功用是

    A. 心功能不全
    B. 贫血
    C. 核黄素缺乏症
    D. 脑血管疾病
    E. 急性支气管炎

139. 口唇紫绀,常见于

140. 口角歪斜,常见于

    A. 2000mL/24h
    B. >2500mL/24h
    C. <100mL/24h
    D. <400mL/24h
    E. >2000mL/24h

141. 多尿是

142. 少尿是

    A. 咳铁锈色痰
    B. 咳粉红色泡沫痰
    C. 咯吐大量鲜血
    D. 咳大量脓痰
    E. 干咳无痰

143. 急性左心功能不全,常伴有

144. 肺炎球菌肺炎,常伴有

    A. 抗甲状腺药物
    B. 无机碘液
    C. 普萘洛尔
    D. 放射性碘治疗
    E. 手术治疗

145. 患者,女,50 岁。甲亢症状较轻,甲状腺中度肿大。治疗应选用

146. 患者,女,36 岁。甲状腺肿大压迫气管。治疗应选用

    A. 医患关系是一种民事法律关系
    B. 医患关系是具有道德意义较强的社会关系
    C. 医患关系是一种商家与消费者的关系
    D. 医患关系是包括非技术性和技术性方面的关系
    E. 医患关系是患者与治疗者在诊疗和保健中所建立的联系

147. 反映医患关系本质的是

148. 概括医患关系内容的是

    A. 鼠疫
    B. 流行性感冒
    C. 百日咳
    D. 麻风病
    E. 流行性腮腺炎

149. 属于甲类传染病的是

150. 属于乙类传染病的是

A1 型选择题(1~58 题)

1. 内伤咳嗽的病理因素有痰、湿、饮、火、虚等,其中主要是
   A. 痰与湿
   B. 痰与饮
   C. 痰与火
   D. 湿与虚
   E. 痰与瘀

2. 临床上具有发作性痰鸣气喘特点的疾患是
   A. 咳嗽
   B. 哮病
   C. 喘证
   D. 肺痈
   E. 痫证

3. 虚喘之肺虚证治宜选用
   A. 生脉散合补肺汤
   B. 生脉散
   C. 补肺汤
   D. 玉屏风散
   E. 参附汤

4. 肺痈的常用治法中,有助于痈疡消散的是
   A. 清热
   B. 解毒
   C. 排脓
   D. 化瘀
   E. 滋阴

5. 下列各项,与癫狂发病无关的病因病机是
   A. 阴阳失调
   B. 情志抑郁
   C. 痰气上扰
   D. 气血凝滞

E. 外感风寒

6. 下列哪项不是胃阴亏虚之胃痛的主症
   A. 胃脘隐痛
   B. 泛酸嘈杂
   C. 口燥咽干
   D. 大便干燥
   E. 舌红少津,脉细数

7. 痢久不愈或反复发作,最易损伤的脏腑是
   A. 肝、胃
   B. 脾、胃
   C. 肝、脾
   D. 肝、肾
   E. 脾、肾

8. 气虚便秘的首选方是
   A. 济川煎
   B. 黄芪汤
   C. 麻子仁丸
   D. 增液汤
   E. 温脾汤

9. 下列哪项不属于胁痛的病理因素
   A. 肝气郁结
   B. 胃气上逆
   C. 肝胃不和
   D. 肝胆湿热
   E. 肝阴不足

10. 诊断黄疸最主要的依据是
    A. 目黄
    B. 身黄
    C. 尿黄

D. 苔黄

E. 齿垢黄

11. 治疗风热头痛,应首选

  A. 芎芷石膏汤

  B. 天麻钩藤饮

  C. 大补元煎

  D. 龙胆泻肝汤

  E. 半夏白术天麻汤

12. 治疗中风中脏腑之痰火郁闭证,应选用

  A. 天麻钩藤饮

  B. 半夏白术天麻汤

  C. 镇肝息风汤

  D. 羚角钩藤汤

  E. 局方至宝丹

13. 治疗水肿脾阳虚衰证,应首选

  A. 真武汤

  B. 越婢加术汤

  C. 五皮饮

  D. 五苓散

  E. 实脾饮

14. 排尿突然中断,尿道窘迫疼痛是何种淋证的临床特点

  A. 热淋

  B. 石淋

  C. 气淋

  D. 膏淋

  E. 血淋

15. 下列哪一项不属于内伤发热的诊断要点

  A. 起病缓慢,病程长

  B. 多为低热

  C. 多为高热

  D. 自觉发热,体温并不高

  E. 有反复发热史

16. 痹证日久,邪痹心脉,瘀阻不通,心血运行不畅,多导致

  A. 痉证

  B. 厥证

  C. 心悸

  D. 痫证

  E. 癫证

17. 心绞痛发作时,应首选的药物是

  A. 普萘洛尔

  B. 硝酸甘油

  C. 硝苯地平

  D. 异搏定

  E. 哌替啶

18. 下列各项均为肝硬化大量腹腔积液的特征,但应除外

  A. 液波震颤

  B. 蛙腹

  C. 振水音

  D. 移动性浊音

  E. 脐疝

19. 肝癌肝外血行转移,首先转移到

  A. 盆腔

  B. 脑

  C. 肾脏

  D. 骨骼

  E. 肺脏

20. 糖尿病患者测下列哪项指标可反映取血前2～8周的平均血糖状况

  A. 糖化血红蛋白

  B. 空腹血糖

  C. 餐后血糖

  D. 随机血糖

  E. 尿糖

21. 脑栓塞多长时间 CT 可见低密度影

A. 0 ~ 12 小时
B. 12 ~ 24 小时
C. 24 ~ 48 小时
D. 36 ~ 48 小时
E. 48 ~ 72 小时

22. 下列各项,不属"痒"病因的是
　A. 血瘀
　B. 热胜
　C. 湿胜
　D. 虫淫
　E. 风胜

23. 下列适用于阴证的是
　A. 回阳玉龙膏
　B. 生肌玉红膏
　C. 金黄散
　D. 消核膏
　E. 溃疡散

24. 适用于砭镰疗法治疗的疾病是
　A. 抱头火丹
　B. 有头疽
　C. 红丝疗
　D. 赤游丹
　E. 臀痈

25. 治疗颈痈初起应选用
　A. 牛蒡解肌汤
　B. 黄连解毒汤
　C. 仙方活命饮
　D. 普济消毒饮
　E. 五味消毒饮

26. 丹毒的主要病因病机是
　A. 风温夹痰凝结经络
　B. 风温湿热蕴结肌肤
　C. 外邪侵犯,血分有热,郁于肌肤
　D. 经络阻塞,气血凝滞

E. 暑湿热毒流注肌间

27. 正确的乳房检查方法是
　A. 以手掌放于乳房上轻轻按摩
　B. 四指并拢,用指腹平放于乳房上轻柔按摩
　C. 以食指先触到肿物,并仔细区别与周围组织的关系
　D. 以食指首先触摸是否有肿物存在,并注意是否活动
　E. 以手托起乳房,用另一手仔细触摸

28. 乳痈初起的治疗方法是
　A. 清热消肿
　B. 疏肝解郁
　C. 疏肝清胃
　D. 凉血消肿
　E. 疏肝健脾

29. 失荣初期的治法是
　A. 益气养荣,疏肝散结
　B. 调补气血,化痰散结
　C. 解郁化痰,活血散结
　D. 益气养阴,疏肝解郁
　E. 养血柔肝,化痰散结

30. 下列哪项不是疥疮的临床特点
　A. 好发于皮肤皱褶部位
　B. 皮损初起为针头大小的丘疹或水疱
　C. 幼儿可见于面部及头部
　D. 全身遍布抓痕、结痂、黑色斑点和脓疱
　E. 轻度瘙痒

31. 下列各项,不属淋病特点的是
　A. 尿频尿急
　B. 尿道刺痛
　C. 尿道溢脓
　D. 排尿困难
　E. 腹股沟淋巴结肿大

32. 妊娠初期,每月仍有少量月经而无损于胎
儿者,称为
    A. 暗经
    B. 居经
    C. 垢胎
    D. 胎漏
    E. 暗产

33. 月经先期阴虚血热证的发病机理是
    A. 阴虚失守,冲任不固
    B. 肝郁气滞,疏泄失常
    C. 肾阴不足,封藏失职
    D. 阴虚阳盛,热扰冲任
    E. 湿热下注,血热妄行

34. 月经先期脾气虚证,治疗应首选
    A. 补中益气汤
    B. 固阴煎
    C. 清经散
    D. 两地汤
    E. 丹栀逍遥散

35. 气滞血瘀型痛经的特点是
    A. 经前、经期小腹冷痛
    B. 经前、经期小腹胀痛
    C. 经前、经期小腹坠痛
    D. 经期、经后小腹隐痛
    E. 经期、经后小腹灼痛

36. 妊娠初期,恶心呕吐,呕吐酸苦水,胸胁满
闷,口苦咽干,舌红苔黄,脉弦滑。应治以
    A. 调气和中、降逆止呕
    B. 抑肝和胃、降逆止呕
    C. 益气养阴、和胃止呕
    D. 健脾和胃、降逆止呕
    E. 养阴清热、和胃止呕

37. 产后血瘀发热最佳选方
    A. 解毒活血汤

B. 生化汤
C. 桃红四物汤
D. 少腹逐瘀汤
E. 失笑散

38. 治疗肾阴虚不孕症,应首选
    A. 毓麟珠
    B. 右归丸
    C. 养精种玉汤
    D. 开郁种玉汤
    E. 苍附导痰丸

39. 哪种情况可以放置宫内节育器
    A. 顺产 3 月后
    B. 剖宫产 3 月后
    C. 顺产 1 月后
    D. 剖宫产 1 月后
    E. 剖宫产半年后

40. 小儿望诊最重要的内容是
    A. 望神色
    B. 望形态
    C. 审苗窍
    D. 察指纹
    E. 察斑疹

41. 下列除哪项外,均属病理性胎黄
    A. 生后 24 小时内出现
    B. 黄疸 10 ~ 14 天左右消退
    C. 黄疸退而复现
    D. 黄疸持续加深
    E. 黄疸 3 周后仍不消退

42. 肺炎喘嗽常见的临床症状不包括
    A. 发热
    B. 咳嗽
    C. 气促
    D. 呼吸困难
    E. 抽搐

43. 大便澄澈清冷、完谷不化的病机是
  A. 感受外邪
  B. 伤于饮食
  C. 脾胃虚弱
  D. 脾肾阳虚
  E. 气阴两伤

44. 多发性抽动症多由何因引发
  A. 肝风内动
  B. 气郁化火
  C. 脾虚痰聚
  D. 五志过极,风痰内蕴
  E. 阴虚风动

45. 小儿癫痫痰痫证的治法是
  A. 祛风涤痰
  B. 息风开窍
  C. 健脾化痰
  D. 通窍定痫
  E. 豁痰开窍

46. 水痘邪伤肺卫证应选用的方剂为
  A. 银翘散
  B. 清胃解毒汤
  C. 黄连解毒汤
  D. 犀角地黄汤
  E. 凉营清气汤

47. 主胞胎的经脉是
  A. 任脉
  B. 督脉
  C. 冲脉
  D. 带脉
  E. 阴维脉

48. 五输穴中,主治身热的是
  A. 井穴
  B. 荥穴
  C. 输穴
  D. 经穴
  E. 合穴

49. 既是合穴,又是八会穴的是
  A. 足三里
  B. 尺泽
  C. 阳陵泉
  D. 悬钟
  E. 曲池

50. 根据骨度分寸,除哪项外,两者间距都是9寸
  A. 两完骨间
  B. 天突至歧骨
  C. 剑突联合至脐中
  D. 腋前,后纹头至肘横纹(平肘尖)
  E. 前两额角发际(头维)之间

51. 位于肘横纹外侧端的穴位为
  A. 曲泽
  B. 曲池
  C. 尺泽
  D. 小海
  E. 天井

52. 位于手指尖端的腧穴是
  A. 劳宫
  B. 外劳宫
  C. 少冲
  D. 十宣
  E. 中渚

53. 地仓位于
  A. 目正视,瞳孔直下,当眶下孔凹陷处
  B. 在下颌角前上方约1横指,按之凹陷处,当咀嚼时咬肌隆起最高点
  C. 口角旁0.4寸,瞳孔直下
  D. 目外眦直下,颧骨下缘凹陷处
  E. 鼻翼外缘中点旁开0.5寸,当鼻唇沟中

54. 下列各项,不是足太阴经主治范围的是
    A. 妇科病
    B. 胃病
    C. 前阴病
    D. 心病
    E. 脾病

55. 既可治疗晕厥又可治疗闪挫腰痛的穴位为
    A. 太冲
    B. 委中
    C. 水泉
    D. 水道
    E. 水沟

56. 治疗肾虚腰痛除主穴外应选配穴是
    A. 命门、腰阳关
    B. 膈俞、次髎

C. 大肠俞、申脉
D. 后溪、委中
E. 肾俞、太溪

57. 遗尿除背部选穴外,还应加哪一经的穴位
    A. 足太阳、足少阴
    B. 足太阳、手太阴
    C. 足太阳、手少阳
    D. 任脉、足太阳
    E. 任脉、足阴

58. 治疗慢性泄泻,天枢穴应采用的刺灸法是
    A. 毫针泻法
    B. 毫针补法
    C. 灸法
    D. 平补平泻法
    E. 先泻后补法

A2 型选择题(59~100 题)

答题说明

每一道考题是以一个小案例出现的,其下面都有 A、B、C、D、E 五个备选答案。请从中选择一个最佳答案,并在答题卡上将相应题号的相应字母所属的方框涂黑。

59. 患者,男,60 岁,症见心痛彻背,感寒痛甚,胸闷气短,心悸,重则喘息,不能平卧,面色苍白,四肢厥冷,舌苔白,脉沉细。治疗应首选
    A. 血府逐瘀汤加减
    B. 瓜蒌薤白半夏汤加味
    C. 左归饮加减
    D. 瓜蒌薤白白酒汤加枳实、桂枝、附子、丹参、檀香
    E. 柴胡疏肝散加减

60. 患者,女,45 岁。不寐多梦,易惊,胆怯心悸,遇事善惊,舌淡苔白,脉虚弦。其治法是
    A. 交通心肾
    B. 养血安神

C. 安神定志
D. 清心安神
E. 育阴潜阳

61. 患者平时情绪急躁,心烦失眠,咳痰不爽,口苦而干,便秘,发作时昏仆,抽搐吐涎,两目上视,如作猪羊叫声,舌红苔黄腻,脉弦滑数。治疗应首选
    A. 二阴煎
    B. 至宝丸
    C. 苏合香丸
    D. 龙胆泻肝汤合涤痰汤
    E. 定痫丸

62. 患者呕吐清水痰涎,脘闷食少,时有头晕心悸,舌苔白腻,脉滑。其治法是

A. 疏邪解表

B. 消食化滞

C. 温中化饮,和胃降逆

D. 疏肝理气,和胃降逆

E. 温中健脾,和胃降逆

63.患者腹部刺痛较剧,痛处不移,触之痛甚,舌质紫暗,脉弦涩。其治法是

A. 理气和胃

B. 理气活血

C. 活血化瘀

D. 化瘀散结

E. 化痰祛瘀

64.患者,女,26岁。因心情紧张,出现大便溏稀,每日2~3次,无里急后重,胸胁胀闷,嗳气食少,舌质淡红,脉弦。治疗应首选

A. 四逆散

B. 柴胡疏肝散

C. 痛泻要方

D. 逍遥散

E. 香砂六君子汤

65.患者大便秘结,不甚干结,便而不畅,胸胁痞满,甚则腹中胀痛,嗳气,食少,苔薄腻,脉弦。治疗上应首选

A. 麻子仁丸

B. 保和丸

C. 润肠丸

D. 柴胡疏肝散

E. 六磨汤

66.患者身目俱黄,色黄鲜明如橘,发热口渴,恶心欲吐,尿少黄赤,大便秘结,舌苔黄腻,脉弦数。治疗应首选

A. 龙胆泻肝汤

B. 茵陈五苓散

C. 茵陈蒿汤

D. 甘露消毒丹

E. 柴胡疏肝散

67.患者,男,49岁。长期饮酒,腹部胀大坚满,脉络显露,皮色苍黄,胁腹刺痛,颈部有血痣,唇色紫褐,舌暗有紫斑,脉细涩。其证候是

A. 湿热蕴结

B. 肝脾血瘀

C. 寒湿困脾

D. 脾肾阳虚

E. 肝肾阴虚

68.患者,女,36岁。突发眼睑及四肢浮肿,肿势迅速,肢体酸重,尿少,恶风寒,舌苔薄白,脉浮。治疗应首选

A. 麻黄连翘赤小豆汤

B. 五苓散合五皮饮

C. 越婢加术汤

D. 实脾饮

E. 苓桂术甘汤

69.患者小便混浊如膏如脂,带甜味,尿频量多,头晕耳鸣,腰脊酸软,多梦遗精,下肢无力,口咽干燥,舌质红,脉沉细而数。其治法是

A. 补益肝肾

B. 滋阴潜阳

C. 滋阴固肾

D. 温阳滋肾

E. 益气固涩

70.患者性情急躁易怒,胸闷胁胀,嘈杂吞酸,口干而苦,大便秘结,舌红,苔黄,脉弦数。治疗应首选

A. 生铁落饮

B. 当归龙荟丸

C. 丹栀逍遥散

D. 柴胡疏肝散

E. 朱砂安神丸

71. 患者肝火犯肺,咳嗽痰稠带血,咯吐不爽, 易烦易怒,胸胁刺痛,颊赤,便秘,舌红苔 黄,脉弦数。治疗应首选
    A. 十灰散
    B. 泻白散
    C. 咳血方
    D. 贝母瓜蒌散
    E. 养阴清肺汤

72. 患者小便频数,混浊如膏,面色黧黑,耳轮 焦干,腰膝酸软,形寒畏冷,舌淡苔白,脉沉 细无力。其治法是
    A. 清胃泻火,养阴增液
    B. 清热润肺,生津止渴
    C. 滋阴固肾
    D. 温阳滋肾固摄
    E. 养阴清热,镇肝潜阳

73. 患者肢体痿软,麻木微肿,足胫热气上腾, 身体困重,胸脘痞闷,溲短涩痛,舌苔黄腻, 脉滑数。其证候是
    A. 肺热津伤
    B. 脾胃虚弱
    C. 肝肾亏损
    D. 湿热浸淫
    E. 阴损及阳

74. 男性,52岁。有多年吸烟史,出现刺激性 干咳伴咯血痰。应首先考虑
    A. 支气管肺癌
    B. 肺脓肿
    C. 支气管扩张
    D. 肺气肿
    E. 慢性支气管炎

75. 患者,女,30岁。心悸、气促2个月,咯粉红 色泡沫痰。检查:面颊暗红,口绀,双肺底 闻及湿啰音,心尖区闻舒张期隆隆样杂音, 下肢浮肿。应首先考虑的是

    A. 肺源性心脏病
    B. 冠心病
    C. 二尖瓣狭窄,心功能不全
    D. 高血压心脏病
    E. 心包积液

76. 男性,32岁。上腹部疼痛3年,疼痛发作与 饮食、情绪变化有关。上腹部有广泛轻压 痛。胃镜检查:主要表现为胃窦黏膜可透 见黏膜下血管,皱襞平坦。诊断应是
    A. 消化性溃疡
    B. 胃黏膜脱垂症
    C. 慢性萎缩性胃炎
    D. 胃癌
    E. 慢性浅表性胃炎

77. 患者,男,50岁。肝硬化病史3年,近1个 月来肝脏进行性肿大,肝区疼痛,食欲减 退,黄疸,消瘦。查体:肝肋下3cm,质硬, 表面凹凸不平,有压痛。应首先考虑的是
    A. 肝脓疡
    B. 原发性肝癌
    C. 肝淤血
    D. 继发性肝癌
    E. 胰腺癌

78. 患者,女,26岁。婚后2周突发畏寒,高热, 尿频,尿痛。检查:肾区有叩击痛。尿镜检 白细胞增多,并见白细胞管型,尿细菌培养 阳性。其诊断是
    A. 急性肾盂肾炎
    B. 急性膀胱炎
    C. 急性肾炎
    D. 慢性肾炎
    E. 肾结石

79. 女性,40岁,低热半年,牙龈易出血,全身 浅表淋巴结肿大,肝右肋缘下3cm,脾肋下 10cm,化验:血红蛋白110g/L,白细胞计数

$200 \times 10^9/L$,原粒及早幼粒为6%,骨髓原粒为2%,Ph染色体(+)。诊断为

A. 慢粒急变

B. 类白血病反应

C. 急性粒细胞性白血病

D. 慢性粒细胞性白血病

E. 慢性淋巴细胞性白血病

80. 甲亢病人,给予他巴唑20mg,1日3次,在家中治疗。半月后需去医院做下列哪项复查

A. 心率、心律

B. 心电图

C. 甲状腺大小

D. 白细胞计数

E. 突眼程度

81. 患儿,7岁。两足趾、足背皮肤有10余枚隆起赘生物,小者如粟米,大者如黄豆,状如花蕊,表面蓬松枯槁,搔破后易出血。其诊断是

A. 传染性软疣

B. 寻常疣

C. 掌跖疣

D. 丝状疣

E. 扁平疣

82. 患者,男,38岁。两手出现皮下小水疱,疱壁破裂,叠起白皮,中心已愈,四周续起疱疹。诊断为鹅掌风,外治应首选

A. 雄黄膏

B. 皮脂膏

C. 疯油膏

D. 青黛膏

E. 复方土槿皮酊

83. 患者,女,26岁。3天前突然发生面、颈部红肿与水疱,自觉痒痛,伴恶寒,发热,头痛,舌苔薄黄,脉滑数。怀疑接触过敏引起,治疗应首选

A. 桑菊饮

B. 银翘散

C. 普济消毒饮

D. 龙胆泻肝汤

E. 黄连解毒汤

84. 患者,女,14岁。进食海虾后,全身出现瘙痒性风团,突然发生,并迅速消退,不留痕迹,皮疹色赤,遇热则加剧,得冷则减轻,舌苔薄黄,脉浮数。治疗应首选

A. 桂枝汤

B. 消风散

C. 防风通圣散

D. 桑菊饮

E. 银翘散

85. 患者,男,30岁。便干,便后出血并疼痛1周。检查:肛门外观可见截石位6点有一梭形裂口通向肛内,创面不深,边缘整齐。其分类应是

A. 内痔

B. 外痔

C. 肛窦炎

D. 早期肛裂

E. 陈旧性肛裂

86. 患者,男,70岁。进行性排尿困难2年。症见精神不振,面色白,畏寒喜暖,腰膝冷,夜尿3~4次,舌苔薄白,脉沉细。其证候是

A. 湿热下注,膀胱涩滞

B. 中气下陷,膀胱失约

C. 肾阴不足,水液不利

D. 肾阳不足,气化无权

E. 下焦蓄血,瘀阻膀胱

87. 患者,女,34岁,已婚。月经50多天一行,量少,色暗,少腹胀闷,胸胁乳房作胀,舌薄白,脉弦。治疗应首选

A. 逍遥散

B. 丹栀逍遥散

C. 乌药汤

D. 香棱丸

E. 小柴胡汤

88. 患者,女,27 岁,已婚。经来量多半年,周期 23 天,经期 7 天,妇科检查示子宫前位,如鸡蛋大小,质中,双侧附件(–)。应首先考虑的是

A. 血崩

B. 经乱

C. 月经先期

D. 癥瘕出血

E. 月经过多

89. 患者,女,19 岁,未婚。月事非时而下,量多如崩,色深红,质稠,伴心烦,口渴欲饮,便干溲黄,面部痤疮,舌红,苔薄黄,脉数。其治法是

A. 滋阴清热,止血调经

B. 清热凉血,止血调经

C. 滋水益阴,止血调经

D. 活血化瘀,止血调经

E. 益气摄血,止血调经

90. 患者,女,29 岁,已婚。每于经前和经期少腹灼痛,拒按,痛连腰骶,经量多、色暗红,伴低热,带下量多、黄稠、臭秽,舌红苔黄腻,脉滑数。治疗应首选

A. 血府逐瘀汤

B. 解毒活血汤

C. 膈下逐瘀汤

D. 清热固经汤

E. 清热调血汤

91. 患者,女,40 岁,已婚。每值经前 1 天出现大便溏泻。脘腹胀满,面浮肢肿,神疲肢软,经净渐止,舌淡红苔白,脉濡缓。治疗应首选

A. 健固汤

B. 香砂六君子汤

C. 补中益气汤

D. 白术散

E. 参苓白术散

92. 患者,女,49 岁,已婚。月经紊乱 1 年,烘热汗出,头晕耳鸣,失眠多梦,腰膝酸软,烦躁起急,舌红,少苔,脉细数。治疗应首选

A. 二至丸

B. 左归饮

C. 知柏地黄汤

D. 甘麦大枣汤

E. 固阴煎

93. 患者,女,36 岁,已婚。带下量多,色白,质黏,无味,纳少便溏,神疲肢倦,舌淡苔白腻,脉缓弱。治疗应首选

A. 完带汤

B. 止带方

C. 萆薢渗湿汤

D. 参苓白术散

E. 香砂六君子汤

94. 患者,女,28 岁,已婚。孕 50 天。腰酸腹痛,阴道少量出血,色淡暗,头晕耳鸣,小便清长,舌淡苔白,脉细缓滑。治疗应首选

A. 寿胎丸

B. 圣愈汤

C. 胎元饮

D. 举元煎

E. 保阴煎

95. 患儿,女,1 岁。口腔满布白屑,面赤唇红,烦躁不宁,吮乳哭啼,大便干结,小便短黄,舌红,苔薄黄,指纹紫滞。治疗应首选

A. 知柏地黄丸

B. 清热泻脾散

C. 黄连解毒汤

D. 五味消毒饮

E. 大黄黄连泻心汤

A. 表虚不固

B. 营卫不和

C. 气阴虚弱

D. 心脾两虚

E. 肝肾阴虚

96. 患儿,2 岁。半年来经常泄泻,形神疲惫,面色萎黄,大便稀薄,四肢不温,时有抽搐。其证候是

A. 外感惊风

B. 痰食惊风

C. 脾肾阳虚

D. 土虚木亢

E. 阴虚风动

99. 患儿,女,7 岁。癫痫发作时突然仆倒,神志不清,颈项强直,四肢抽搐,两目上视,牙关紧闭,口吐白沫,口唇及面部色青,舌苔白,脉弦滑。治疗应首选

A. 镇惊丸

B. 涤痰汤

C. 定痫丸

D. 通窍活血汤

E. 六君子汤

97. 患儿,2 岁。形体极度消瘦,面呈老人貌,皮包骨头,腹凹如舟,精神委靡,大便溏薄,舌淡苔薄腻,其证候是

A. 疳肿胀

B. 疳气

C. 疳积

D. 干疳

E. 心疳

100. 患儿,6 岁。小便频数日久,淋沥不尽,尿液不清,畏寒怕冷,手足不温,大便稀薄,舌淡苔薄腻。治疗应首选

A. 八正散

B. 缩泉丸

C. 菟丝子散

D. 补中益气汤

E. 金匮肾气丸

98. 患儿,3 岁。自汗明显;伴盗汗,汗出以头部、肩背明显,动则益甚。面色少华,少气乏力,平时容易感冒,舌淡苔少,脉细弱。其证候是

A3 型选择题(101～118 题)

答题说明
以下提供若干个案例,每个案例下设 3 道考题。请根据题干所提供的信息,在每一道考题下面的 A、B、C、D、E 五个备选答案中选择一个最佳答案,并在答题卡上将相应题号的相应字母所属的方框涂黑。

(101～103 题共用题干)

患者,女,23 岁。1 个月前曾发热咽痛,2 周前发现颜面、下肢浮肿,按之没指,伴小便短少,纳呆泛恶,身体困重,胸闷,苔白腻,脉沉缓。

101. 其辨证是

A. 阳水风水泛滥证

B. 阳水湿毒浸淫证

C. 阳水湿热壅盛证

D. 阳水水湿浸渍证

E. 阴水脾阳虚衰证

102. 其治法是

A. 健脾温阳利水

B. 宣肺解毒,利湿消肿

C. 运脾化湿,通阳利水

D. 疏风清热,宣肺行水

E. 温肾助阳,化气行水

103. 治疗应首选

A. 麻黄连翘赤小豆汤

B. 越婢加术汤

C. 真武汤

D. 五皮饮合胃苓汤

E. 实脾饮

(104~106题共用题干)

患者,女,46岁。1周前因与邻居吵架,出现精神恍惚,心神不宁,悲忧善哭,喜怒无常,舌质淡,脉弦。中医诊断为郁证。

104. 其辨证是

A. 心脾两虚证

B. 心肾阴虚证

C. 心神失养证

D. 痰气郁结证

E. 心肾不交证

105. 其治法是

A. 疏肝解郁,清肝泻火

B. 甘润缓急,养心安神

C. 健脾养心,补益气血

D. 疏肝解郁,理气畅中

E. 滋养心肾

106. 治疗应首选

A. 甘麦大枣汤

B. 半夏厚朴汤

C. 天王补心丹

D. 丹栀逍遥散

E. 归脾汤

(107~109题共用题干)

患者,女,25岁。产后23天,乳汁排出不畅,乳房局部疼痛,肿胀,结块直径2cm,皮色微红,身冷,发热,头痛骨楚,口渴,便秘,苔薄,脉数。

107. 其诊断是

A. 乳癖

B. 乳发

C. 乳痨

D. 乳痈

E. 乳核

108. 内治应首选

A. 逍遥散

B. 逍遥蒌贝散

C. 透脓散

D. 瓜蒌牛蒡汤

E. 托里消毒散

109. 以上症状治疗不及时,病程发展可出现的症状是

A. 疼痛减轻,不治自愈

B. 局部疼痛加重,结块增大,局部红肿灼热,10天左右结块中央渐软

C. 结块此起彼伏,病久不愈

D. 发生癌变

E. 乳晕部出现漏管

(110~112题共用题干)

患者,女,24岁。孕20周,阴道少量下血,色淡红,质稀薄,小腹空坠而痛,腰酸,面色㿠白,心悸气短,神疲肢倦,舌淡,苔薄白,脉细弱略滑。

110. 其诊断为

A. 胎漏

B. 胎动不安

C. 妊娠腹痛

D. 堕胎

E. 滑胎

111. 其治法是

A. 补气养血,固肾安胎

B. 补肾健脾,益气安胎

C. 活血化瘀,佐以益气

D. 补肾健脾,固冲安胎

E. 补肾填精,固冲安胎

112. 其治疗宜选

A. 滋肾育胎丸

B. 寿胎丸

C.胎元饮

D.保阴煎

E.桂枝茯苓丸

(113～115题共用题干)

患儿,男,6岁。睡后经常遗尿,醒后方觉。平素经常感冒,面色少华,少气懒言,食欲不振,大便溏薄,舌质淡红,苔薄白,脉沉无力。

113.其辨证是

A.肾气不足证

B.脾肾气虚证

C.肝经湿热证

D.肺脾气虚证

E.心肾失交证

114.其治法是

A.补肺益脾,固涩膀胱

B.清热利湿,泻肝止遗

C.温补肾阳,固涩膀胱

D.清心滋肾,安神固脬

E.温补脾肾,升提固摄

115.治疗应首选

A.补中益气汤合缩泉丸

B.交泰丸合导赤散

C.龙胆泻肝汤

D.缩泉丸

E.菟丝子散

(116～118题共用题干)

患者,男,36岁。平素体健,淋雨后发热、咳嗽2天,右上腹痛伴气急、恶心1天。查体:T39℃,白细胞10.8×10^9/L,中性粒细胞80%。胸片可见大片状浓淡不均、密度增高阴影。

116.除考虑急腹症外,重点鉴别的疾病是

A.自发性气胸

B.肺梗死

C.肺炎链球菌肺炎

D.肺结核

E.膈神经麻痹

117.体检应注意有无

A.右上腹肌紧张

B.上腹部压痛

C.肺下界

D.肺部湿啰音

E.肠鸣音

118.治疗药物首选

A.解热镇痛药

B.庆大霉素

C.青霉素G

D.头孢他啶

E.胃肠道解痉剂

B1型选择题(119～150题)

答题说明

以下提供若干组考题,每组考题共用在考题前列出的A、B、C、D、E五个备选答案。请从中选择一个与问题关系最密切的答案,并在答题卡上将相应题号的相应字母所属方框涂黑。某个备选答案可能被选择一次、多次或不被选择。

A.心虚胆怯证

B.心血不足证

C.瘀阻心脉证

D.痰火扰心证

E.水饮凌心证

119.心悸眩晕,胸闷痞满,渴不欲饮,小便短少,或下肢浮肿,形寒肢冷,伴恶心、欲吐,

流涎,舌淡胖,苔白滑,脉象弦滑或沉细而滑。证属

120.心悸不安,胸闷不舒,心痛时作,痛如针刺,唇甲青紫,舌质紫暗或有瘀斑,脉涩或结或代。证属

A.四磨饮

B. 五磨饮

C. 黄芪汤

D. 黄芪建中汤

E. 六磨汤

121. 治疗气滞便秘的最佳选方是

122. 治疗气虚便秘的最佳选方是

A. 腹大按之不坚,胁下胀满或痛,纳食减少

B. 腹膨大如鼓,按之坚满,脘闷纳呆

C. 腹大坚满,青筋暴露,胁腹攻痛,可触及肿块

D. 腹大胀满,入暮尤甚,面色萎黄或白,肢冷浮肿

E. 腹大坚满,胁腹疼痛拒按,烦热口苦,渴不欲饮

123. 肝脾血瘀型鼓胀可见

124. 水湿内停型鼓胀可见

A. 玉女煎

B. 泻心汤合十灰散

C. 龙胆泻肝汤

D. 加味清胃散合泻心汤

E. 泻白散合黛蛤散

125. 治疗吐血胃热壅盛证,应首选

126. 治疗鼻衄胃热壅盛证,应首选

A. 有无发热

B. 有无咳嗽

C. 有无咯血

D. 痰菌检查

E. 支气管造影

127. 慢性支气管炎与肺结核的主要鉴别依据是

128. 慢性支气管炎与支气管扩张症的主要鉴别依据是

A. 气血充足

B. 气火有余

C. 气血虚弱

D. 蓄毒日久损伤筋骨

E. 血络受损

129. 脓色绿黑稀薄者,其病机为

130. 脓液黄浊质稠,色泽不净者,其病机为

A. 痈

B. 瘰疬

C. 流痰

D. 有头疽

E. 红丝疔

131. 易发生内陷的疾病是

132. 可发生走黄的疾病是

A. 邪气偏盛

B. 阴阳失调

C. 阴毒结聚

D. 正气不足

E. 经络阻塞

133. 形成瘤的主要病机是

134. 形成岩的主要病机是

A. 右归丸

B. 上下相资汤

C. 固本止崩汤

D. 清热固经汤

E. 左归丸

135. 治疗崩漏虚热证,应首选

136. 治疗崩漏脾虚证,应首选

A. 妊娠初期,呕吐不食,或呕吐清涎

B. 妊娠初期,恶心欲呕,晨起尤甚

C. 妊娠初期,呕吐酸水、苦水

D. 妊娠初期,呕吐痰涎,胸脘满闷

E. 妊娠初期,呕吐剧烈,干呕或呕吐苦黄水甚则血水

137. 脾胃虚弱恶阻的辨证要点是

138. 肝胃不和恶阻的辨证要点是

A. 滑胎

B. 不孕症

C. 带下过少

D. 经行浮肿

E. 子肿

139. 肾气虚，胎失所系，可发生

140. 肾阳虚，命门火衰，不能暖宫，可发生

A. 胎产史

B. 喂养史

C. 生长发育史

D. 预防接种史

E. 家族史

141. 当小儿出现脾胃病时，应特别注意询问

142. 需要与传染病鉴别时，应特别注意询问

A. 滋阴降火，凉血止血

B. 疏风散邪，清热凉血

C. 理气化瘀，活血止血

D. 健脾养心，益气摄血

E. 清热解毒，凉血止血

143. 紫癜风热伤络证的治法是

144. 紫癜阴虚火旺证的治法是

A. 曲池

B. 曲泽

C. 尺泽

D. 少海

E. 小海

145. 属于手少阴心经的腧穴是

146. 属于手太阴肺经的腧穴是

A. 肝俞

B. 心俞

C. 脾俞

D. 肺俞

E. 肾俞

147. 第9胸椎棘突下旁开1.5寸的腧穴是

148. 第11胸椎棘突下旁开1.5寸的腧穴是

A. 直接灸

B. 间接灸

C. 艾条灸

D. 温针灸

E. 实按灸

149. 瘢痕灸属于

150. 温和灸属于

考前自测卷(三)答案

第 一 单 元

1. D	2. B	3. B	4. C	5. D	6. D	7. B	8. C	9. C	10. A
11. C	12. E	13. D	14. B	15. D	16. E	17. C	18. A	19. D	20. A
21. B	22. B	23. C	24. E	25. E	26. D	27. B	28. B	29. A	30. D
31. B	32. C	33. A	34. A	35. D	36. B	37. E	38. A	39. B	40. A
41. B	42. D	43. D	44. B	45. A	46. A	47. A	48. B	49. D	50. C
51. E	52. A	53. B	54. B	55. B	56. E	57. C	58. C	59. E	60. D
61. B	62. E	63. E	64. B	65. B	66. C	67. C	68. E	69. E	70. C
71. D	72. A	73. B	74. A	75. D	76. B	77. E	78. D	79. A	80. A
81. D	82. B	83. D	84. B	85. A	86. B	87. E	88. C	89. D	90. A
91. A	92. B	93. D	94. A	95. A	96. D	97. C	98. D	99. D	100. A
101. B	102. E	103. E	104. B	105. E	106. B	107. C	108. D	109. D	110. C
111. D	112. A	113. C	114. D	115. A	116. E	117. A	118. D	119. C	120. A
121. D	122. B	123. B	124. E	125. E	126. E	127. D	128. C	129. C	130. D
131. C	132. D	133. E	134. C	135. A	136. B	137. A	138. D	139. A	140. D
141. B	142. D	143. B	144. A	145. A	146. E	147. B	148. D	149. A	150. C

第 二 单 元

1. C	2. B	3. A	4. D	5. E	6. B	7. E	8. B	9. B	10. A
11. A	12. D	13. E	14. B	15. C	16. C	17. B	18. C	19. E	20. A
21. C	22. A	23. A	24. C	25. A	26. C	27. B	28. C	29. C	30. E
31. D	32. C	33. D	34. A	35. B	36. B	37. B	38. C	39. E	40. A
41. B	42. E	43. D	44. D	45. E	46. A	47. A	48. B	49. C	50. C
51. B	52. E	53. C	54. D	55. E	56. E	57. E	58. D	59. D	60. C
61. D	62. C	63. C	64. C	65. E	66. E	67. B	68. C	69. C	70. C
71. C	72. D	73. D	74. A	75. C	76. C	77. B	78. A	79. D	80. D
81. B	82. E	83. C	84. B	85. D	86. D	87. C	88. E	89. B	90. E
91. E	92. B	93. A	94. A	95. B	96. D	97. D	98. A	99. C	100. B
101. D	102. C	103. D	104. C	105. B	106. A	107. D	108. D	109. B	110. B
111. A	112. C	113. D	114. A	115. B	116. C	117. D	118. C	119. E	120. C
121. E	122. C	123. C	124. B	125. B	126. A	127. D	128. E	129. D	130. B
131. D	132. E	133. A	134. D	135. B	136. C	137. A	138. D	139. A	140. B
141. B	142. D	143. B	144. A	145. D	146. C	147. A	148. C	149. A	150. C

中医执业助理医师资格考试考前自测卷

答案与解析

考前自测卷(一)

第一单元

1. 答案:D 解析:中医理论体系是经过长期临床实践,在中国古代哲学的指导下逐步形成的,其主要特点是整体观念和辨证论治。其余选项均为这一特点的具体体现。

2. 答案:C 解析:心为阳中之阳;肝为阴中之阳;脾为阴中之至阴;肺为阳中之阴;肾为阴中之阴。

3. 答案:E 解析:阴阳转化,是指一事物的总体属性在一定条件下,可以向其相反的方向转化。阴阳双方的消长运动发展到一定阶段,事物内部的阴与阳的比例出现了颠倒,该事物的属性即发生转化。阴阳相互转化,一般都产生于事物发展变化的"物极"阶段,即所谓"物极必反"。其余四项阴阳相互关系均不能达到阴阳相互转化,不能形成"寒极生热,热极生寒"。

4. 答案:E 解析:《灵枢·本神》:"心有所忆谓之意,意之所存谓之志,因志而存变谓之思,因思而远慕谓之虑,因虑而处物谓之智。"

5. 答案:C 解析:五行相生次序:木生火,火生土,土生金,金生水,水生木。"生我"者为母,"我生"者为子。五行相克次序:木克土,土克水,水克火,火克金,金克木。"克我"者为"所不胜","我克"者为"所胜"。

6. 答案:E 解析:心主血脉,只有心气推动和调控血液在脉管中正常运行,流注全身,才能濡养五脏六腑。心气充足,血液流行,心脏得以正常搏动。心神可以主宰人体五脏六腑、形体官窍的一切生理活动和人体精神意识思维活动;心血要经心气的推动才能正常运行,维持心脏正常搏动;心阳有促进心的活动、

升散、兴奋和温煦作用;心阴有促进心的宁静、内守,抑制与制约阳热的作用。

7. 答案:B 解析:心主血,脾统血,脾又为气血生化之源,心与脾的关系主要表现在气血生成和运行方面。脾的运化功能正常,则化生血液的功能旺盛。血液充盈则心有所主。脾气健旺,脾的统血功能正常,则血行脉中。因此,气血两亏者多是心、脾两脏同病。

8. 答案:B 解析:心其华在面;肝其华在爪;脾其华在唇;肺其华在毛;肾其华在发。

9. 答案:A 解析:三焦主通行元气,运行水液。D 为肝的生理功能;E 为肺的生理功能。B、C 两项则是多个脏腑协同完成的。

10. 答案:D 解析:脾胃位于人体中焦,上有心肺,下临肝肾,是气机升降的中间场所。上升之气,经脾胃输于上;下降之气,经脾胃行于下,使整个机体的气机得以循环。同时,脾主升清,以升为顺;胃主通降,以降为和,脾胃这一升一降的生理作用,使全身气机循环更加调畅。

11. 答案:E 解析:气具有推动、温煦、防御、固摄、气化作用。所谓气化,是指通过气的运动而产生的各种变化。气是维持生命活动的物质基础。气经常处于不断自我更新和自我复制的新陈代谢过程中。气的这种运动变化及其伴随发生的能量转化过程,称之为"气化"。《素问·阴阳应象大论》所说的"味归形,形归气;气归精,精归化;精食气,形食味;化生精,气生形……精化为气"等,就是气化过程的概括。

12. 答案:E 解析:心主血脉,心气推动和调控血液在脉管中正常运行,流注全身。肝藏血,具有储藏血液、调节血量及防止出血的功能;脾统血,可统摄血液在脉内运行,不使其逸出脉外;肾藏精,源于父母的先天之精以及

机体从食物中摄取的营养成分和脏腑代谢所化生的精微物质皆藏于肾,这为血的生成提供了本源;肺朝百脉,可使血液在此会聚,进行体内外清浊之气交换后再通过百脉输送到全身,是肺气的运动在血液循行中的具体体现。

13. 答案:E 解析:津液是人体一切正常水液的总称,包括各脏腑组织的内在体液及正常的分泌物。津与液的区别:性质清稀,流动性大,主要布散于体表皮肤、肌肉和孔窍等部位,并渗入血脉,起滋润作用者,称为津;其性较为稠厚,流动性小,灌注于关节、脏腑、脑、髓等组织,起濡养作用者,称为液。

14. 答案:D 解析:手之三阴,从胸走手;手之三阳,从手走头;足之三阳,从头走足;足之三阴,从足走腹。

15. 答案:A 解析:寒性凝滞,人之气血所以能运行不息,通畅无阻,全赖阳气的温煦、推动。寒邪具有凝结、阻滞不通的特性,寒邪侵犯人体往往使经脉气血凝结、阻滞,从而出现各种疼痛。

16. 答案:B 解析:心具有主宰人体五脏六腑、形体官窍的一切生理活动和人体精神意识思维活动的功能。正所谓“心者,君主之官,神明出焉”;肝主疏泄,情志活动与肝的疏泄功能密切相关。肝的疏泄功能正常,气机调畅,气血调和,心情亦开朗。肝失疏泄,气机不畅,在情志上则表现为郁郁寡欢,情志压抑;脾运化和输布水谷精微,为后天之本、气血化生之源,保障心、肝正常行使其生理功能。

17. 答案:D 解析:肾阳主水液蒸化;肺为水之上源,主宣降,敷布津液,通调水道;脾主运化水液;三焦为水液运行的道路,以上脏腑功能失常,均会聚湿而成痰饮。

18. 答案:E 解析:凡行于外表的、向上的、亢盛的、增强的、轻清的为阳气。阳气虚衰指机体阳气虚损,功能减退或衰弱,代谢缓慢,产热不足的病理状态,因此可见畏寒;同时患者久病,卫外之气不固,正邪斗争日久,亦会损伤阳气。

19. 答案:C 解析:真虚假实:是指“虚”为病机的本质,而其“实”象则是表现的假象。多由于正气虚弱,脏腑气血不足,功能减退,气化无力所致。正如《景岳全书·传忠录·虚实篇》所说:“至虚之病,反见盛势。”

20. 答案:A 解析:阴阳偏衰的治疗原则是“虚则补之”,即补其不足。阴偏衰产生的是“阴虚则热”的虚热证,治疗当滋阴制阳,用“壮水之主,以制阳光”的治法,《内经》称之为“阳病治阴”。阳偏衰产生的是“阳虚则寒”的虚寒证,治疗当扶阳抑阴,用“益火之源,以消阴翳”的治法,《内经》称之为“阴病治阳”。

21. 答案:E 解析:因人制宜:根据病人的年龄、性别、体质等不同特点,考虑用药的治则。因时制宜:根据时令气候特点,考虑用药的治则。即“用寒远寒,用凉远凉,用温远温,用热远热,食宜同法。”因地制宜:根据不同地域环境特点,考虑用药的治则。因不同的地域,地势有高下,气候有寒热湿燥,水土性质各异,以及生活习惯与方式的不同,病理变化亦不尽相同。

22. 答案:C 解析:恶寒发热是外感表证初起,外邪与卫阳之气相争的反应;外邪束表,郁遏卫阳,肌表失煦故恶寒。卫阳失宣,郁而发热。A过于笼统,与题意不符。B、E均为表里寒热错杂证,寒热同时并见。D主要表现为寒热往来。E寒在表,热在里;多见于素有里寒又复感风热。

23. 答案:C 解析:战汗表现为患者先恶寒战栗,表情痛苦,辗转挣扎,继而汗出者,是邪正交争的表现,由战汗的转归,邪正盛衰决定病情的发展方向。A常伴有神疲乏力,多因阳虚或气虚不能固护肌表,腠理疏松,津液外泄所致。B为阴虚,虚热内生,睡时卫阳入里,肌表不密,虚热蒸津外泄所致。D为久病、重病,正气大伤,阳气外脱,津液大泄所致。E见于热性病。

24. 答案:D 解析:情志郁结不舒致胸中气机不利,气滞胸中走窜不定,故见胸痛走窜。

胸背彻痛是因心脉急骤闭塞不通所致；胸痛喘促是因痰湿犯肺，或因脾虚聚湿生痰，痰浊上犯所致；胸痛咳血是因肺阴虚，虚火灼伤肺络所致。胸部刺痛是因瘀血所致。

25．答案：A　解析：失眠的病机是阳不入阴，神不守舍。气血不足，神失所养，阴虚阳亢，虚热内生，肾水不足，心火亢盛，心胆气虚等，可扰动心神，导致失眠。另痰火、食积、瘀血等邪火上扰，心神不宁，也可出现失眠。痰湿内盛与之关系不大。

26．答案：E　解析：妇女妊娠早期，恶心呕吐，伏身，或食入即吐，这是恶阻的症状表现，主要是由于胎气上逆，胃失和降所致。A、B为厌恶食物；C、D为食欲减退，不思进食。

27．答案：A　解析：神是以精气为物质基础的一种机能，是五脏所生之外荣；目系通于脑，目的活动直接受心神支配，眼睛是心神的外在反映，因此望神尤应重视眼神的变化。

28．答案：B　解析：两颧潮红见于虚热证；A见于实热证；C多属心血瘀阻，血行不畅；D多为戴阳证，是精气衰竭，阴不敛阳，虚阳上越所致；E为寒湿郁阻所致。

29．答案：D　解析：囟门高突，称囟填，多为热邪亢盛引起，属实证。A、B多因先天不足，肾精亏虚引起；C多为津液损伤；E为肾气不足，发育不良的表现。

30．答案：B　解析：以脏腑分属诊舌部位，心肺居上，故以舌尖主心肺；脾胃居中，故以舌中部主脾胃；肾位于下，故以舌根部主肾；肝胆居躯体之侧，故以舌边主肝胆，左边属肝，右边属胆。

31．答案：C　解析：舌质绛红见于热入营血、阴虚火旺和血瘀证；舌色淡红见于正常人；舌质淡白主虚寒或气血双亏；舌质紫暗见于瘀血或寒凝等；舌起红刺多因邪热亢盛所致。

32．答案：B　解析：神识不清，语言重复，时断时续，声音低弱者，称为郑声。神识不清，语无伦次，声高有力者，称为谵语。语言错乱，语后自知，称为错语。言语轻缓，声音低微，欲

言而不能接续者，称为夺气。自言自语，喃喃不休，见人则止，首尾不续者，称为独语。

33．答案：D　解析：胃气以降为顺，食停胃脘，胃气郁滞，胃失和降而上逆，故见嗳气吞酸或呕吐酸腐食物。而其余选项无此特点。

34．答案：D　解析：寸口分寸、关、尺三部，两手共六部脉，分候脏腑，一般左寸可候心与膻中，右寸可候肺与胸中；左关可候肝胆与膈，右关可候脾与胃；左尺可候肾与小腹，右尺可候肾与小腹。

35．答案：B　解析：微脉为极细极软，按之欲绝，似有若无。细脉脉细如线，但应指明显；濡脉浮而细软，如帛在水中；弱脉极软而沉细；缓脉为一息四至，来去怠缓。

36．答案：A　解析：数脉主热证；滑脉主痰饮、食积、实热，所以滑数脉的主病常为痰热痰火。肝火夹痰以弦滑脉为主；气分热盛以数脉、洪脉为主；肝郁化火以弦脉、实脉为主；素体痰盛以滑脉为主。

37．答案：B　解析：突然头额冷汗大出为阳虚固摄无权，故腠理开而汗大出；四肢厥冷为阳虚则寒，此为阳气虚弱以致亡脱的病证。

38．答案：E　解析：瘀血内阻，气血运行不利，肌肤失养，则见面色黧黑，肌肤甲错，口唇、舌体、指甲青紫色暗等，瘀血阻塞络脉，阻碍气血运行，不通则痛，可见局部刺痛之象。E见于血虚证，清窍失养。

39．答案：A　解析：心气虚证，是指心脏功能减退所表现的证候；心阳虚证，是指心脏阳气虚衰所表现的证候。心气虚衰，心中空虚，惕惕而动则心悸怔忡，心气不足，胸中宗气运转无力则胸闷气短。心阳虚证，在心气虚证的基础上出现虚寒症状，故心悸怔忡、胸闷气短为两者的共有症状。B见于阴虚；C见于血虚；D见于阳虚；E见于心阳虚脱。

40．答案：B　解析：肝气郁结证，是由肝失疏泄，气机郁滞而成；肝气郁结，经气不利则胸闷喜太息。A主要见于气虚证；C、D为胃气上逆的表现；E病位主要在肺肾。

41. 答案:E　解析:肾阴虚证是肾脏阴液不足所表现的证候,阴虚相火妄动,扰动精室,故遗精;女子以血为用,阴亏则经血来源不足,所以经量减少,甚至闭经;阴虚则阳亢,虚热迫血可致崩漏。E 主要见于肾气不足,精关不固。

42. 答案:C　解析:面色无华为血虚,不能上荣于面;心悸、失眠为血虚,心神失养;食少为脾虚,运化失职;体倦脾虚无力运化水谷精微以充养全身;所以本病病位在心、脾。

43. 答案:C　解析:全蝎息风解痉,祛风止痛,解毒散结;蜈蚣祛风、解痉、解毒。治疗痉挛抽搐,将全蝎配合蜈蚣来提高息风止痉的功效,此为相须关系。

44. 答案:A　解析:蒲黄为粉末状,应该包煎,以免烧焦或使药汁混浊。

45. 答案:A　解析:金银花清热解毒,疏散风热。而大青叶清热解毒,凉血,鱼腥草清热解毒,消痈肿,穿心莲清热解毒,燥湿,消肿;淡竹叶清热除烦,利尿。这四项都无疏散风热的功效。

46. 答案:B　解析:栀子泻火除烦,清热利湿,凉血解毒。焦栀子凉血止血。

47. 答案:C　解析:大黄炭色黑,入血分,有止血的作用,用于出血病证。

48. 答案:D　解析:蕲蛇祛风,通络,止痉。主治风湿顽痹,中风半身不遂;小儿惊风,破伤风;麻风、疥癣。其余四药皆能祛风通络,但无止痉之功。注意与蕲蛇功效主治相同的是乌梢蛇。

49. 答案:A　解析:车前子的功效为清热利水通淋,渗湿止泻,清肝明目,祛痰止咳;滑石的功效为清热利水通淋,清解暑热,收湿敛疮;石韦清热利水通淋,清肺化痰;地肤子的功效为清热利湿,利尿通淋,止痒;木通利尿通淋,清心火,通经下乳。此五项都有清热利水的作用,但只有车前子有清肝明目的作用。

50. 答案:A　解析:香附疏肝理气,活血调经,乃气病之总司,女科之主帅,常用于治疗肝气郁结所致月经不调。木香行气止痛;枳实行气除胀满,化痰开痹,消积导滞。橘皮行气除胀满,燥湿化痰,健脾和中。川楝子疏肝理气,杀虫疗癣。

51. 答案:D　解析:鸡内金消食积,止遗尿,入膀胱经,有化坚消石之功。

52. 答案:B　解析:艾叶性味辛、苦,温;有小毒。归肝、脾、肾经。散寒止痛,温经止血。用于少腹冷痛,经寒不调,宫冷不孕,吐血,衄血,崩漏经多,妊娠下血;外治皮肤瘙痒,脱皮。为治疗妇科经寒腹痛的要药。

53. 答案:E　解析:桑白皮、葶苈子二药均有泻肺平喘和利水消肿的作用。紫菀、款冬润肺化痰止咳。海藻、昆布消痰软坚,利水消肿。川贝母、浙贝母清热化痰散结。

54. 答案:D　解析:石决明平肝潜阳,清热明目;珍珠母镇心定惊,清肝除翳,清热解毒,收敛生肌;刺蒺藜平肝,疏肝,祛风,明目;代赭石平肝潜阳,重镇降逆,凉血止血;牡蛎重镇安神,平肝潜阳,收敛固涩,软坚散结。

55. 答案:A　解析:五个选项都有补气的作用。人参能大补元气,其他药的补气作用皆弱于人参;党参的补气作用与人参相似,但功力较弱;黄芪的补气作用不及人参,但益气升阳,固表内托,且能利水退肿;太子参为补气扶阳的药物;甘草味甘性平,能补脾胃不足而益中气。

56. 答案:E　解析:菟丝子补肾益精,养肝明目,止泻安胎;用于治疗肝肾不足,目暗不明,和肝肾不足引起的胎元不固、胎动不安。杜仲用于肝肾不足,腰膝酸痛,及用于孕妇体虚,胎元不固,胎动。巴戟天用于肾虚阳痿,遗精早泄,及用于下肢寒湿痹痛等症。狗脊用于肝肾不足、腰膝酸痛、足软无力及风湿痹痛等症。桑寄生用于风湿腰痛,关节不利及妇人怀孕胎漏、胎动不安等症。

57. 答案:A　解析:北沙参的功效为养阴清肺,益胃生津;百合的功效为润肺止咳,宁心安神;石斛的功效为滋阴,养胃,生津;墨旱莲的功效为养阴益肾,凉血止血;女贞子的功效为补肾滋阴,养肝明目。

58. 答案:E 解析:银翘散辛凉透表,清热解毒;桑菊饮疏风清热,宣肺止咳。此两方重在辛凉透表。杏苏散清肺润燥,益气养阴;桑杏汤清宣温燥,润肺止咳。此两方重在清肺润燥。止嗽散宣肺利气,疏风止咳,重在降气化痰。

59. 答案:D 解析:麻子仁丸的组成药物:麻子仁、白芍、枳实、大黄、厚朴、杏仁。

60. 答案:A 解析:蒿芩清胆汤的组成药物:青蒿、竹茹、法半夏、赤茯苓、黄芩、枳壳、陈皮、碧玉散(滑石、甘草、青黛)。

61. 答案:C 解析:八珍汤主治气血两虚,由当归、川芎、白芍药、熟地黄、人参、白术、茯苓、炙甘草组成。枳术丸由枳实、白术组成,功为健脾消食,行气化湿。半夏泻心汤寒热平调,消痞散结,由半夏、黄芩、干姜、人参、炙甘草、黄连、大枣组成。桂枝汤为调和营卫,散寒解表之要剂,组成为桂枝、芍药、生姜、大枣、甘草。橘皮竹茹汤理气降逆,益胃清热,组成为橘皮、竹茹、大枣、生姜、甘草、人参。以上含有干姜、半夏的为半夏泻心汤。

62. 答案:E 解析:题中五个方剂的药物组成如下。芍药汤:芍药、当归、黄连、槟榔、木香、炙甘草、大黄、黄芩、肉桂。龙胆泻肝汤:龙胆草、黄芩、山栀子、泽泻、木通、车前子、当归、生地黄、柴胡、生甘草。清营汤:水牛角、生地黄、玄参、竹叶心、麦冬、丹参、黄连、银花、连翘。导赤散:生地黄、木通、生甘草梢、竹叶。玉女煎:石膏、熟地、麦冬、知母、牛膝。

63. 答案:B 解析:肾气丸病机是肾阳虚,命门之火不足。《医方考》:渴而未消者,此方主之。此为心肾不交,水不足以济火,故令亡液口干,乃是阴无阳而不升,阳无阴而不降,水下火上,不相既济耳!故用肉桂、附子之辛热壮少火,用六味地黄丸益其真阴。真阴益,则阳可降;少火壮,则阴自生。

64. 答案:B 解析:理中丸、四君子汤的

药物组成如下。理中丸:人参、干姜、白术、甘草。四君子汤:人参、白术、甘草、茯苓。

65. 答案:E 解析:生脉散益气生津,敛阴止汗;玉屏风散益气固表止汗。此二方止汗之功重在益气。牡蛎散敛阴止汗,益气固表,止汗之功重在敛阴。A、B是干扰项。参苓白术散益气健脾,渗湿止泻。桑螵蛸散调补心肾,涩精止遗。

66. 答案:B 解析:苏合香丸是温开剂的代表,用治寒闭。功效为芳香开窍,行气止痛。主治突然昏倒,牙关紧闭,不省人事,苔白,脉迟。亦治心腹卒痛,甚则昏厥属寒凝气滞者。

67. 答案:D 解析:A 主治虚阳上攻、气不升降、上盛下虚、痰涎壅盛、喘嗽短气、胸膈痞闷、咽喉不利,或腰痛脚弱、肢体倦怠,或肢体浮肿。B 主治胸阳不振痰气互结之胸痹。C 主治气、血、痰、火、湿、食等郁。E 主治伤寒误治,脾胃之气受损,而见心下痞硬,嗳气之症。D 主治梅核气。

68. 答案:C 解析:血府逐瘀汤:桃仁、红花、当归、生地黄、川芎、赤芍、牛膝、桔梗、枳壳、甘草。

69. 答案:B 解析:A 是血淋,应用小蓟饮子。C 为痔疮出血,血色鲜红或晦暗选用槐花散。D 为肝火犯肺之咳血证,应选咳血方。E 为血热妄行导致的吐血。黄土汤主治阳虚便血。B 见面色萎黄,为脾阳虚证。

70. 答案:A 解析:川芎茶调散主治诸风上攻,正偏头痛,恶风有汗,憎寒壮热,鼻塞痰盛,头晕目眩。

71. 答案:A 解析:燥邪分为外燥及内燥。外燥又分为温燥和凉燥。内燥多为肺胃为燥邪所伤。A 主治外感凉燥,功用轻宣凉燥,理肺化痰。B 主治外感燥热,功效清宣凉润。C 主治肺阴虚所致白喉,功用养阴清肺,解毒。D 主治肺胃阴亏,虚气上逆证,功用滋养肺胃,降逆和中。E 主治温燥伤肺,气阴两伤证,功用清肺润燥,益气养阴。

72. 答案:D 解析:实脾散的药物组成是

厚朴、白术、木瓜、木香、草果仁、大腹子、炮附子、白茯苓、炮干姜、炙甘草、生姜、大枣。

73. 答案：D 解析：半夏白术天麻汤主治证的病机是脾胃虚弱，痰湿内阻，虚风上扰，致痰厥头痛。

74. 答案：B 解析：二陈汤的组成为半夏、橘红、茯苓、炙甘草、生姜、乌梅。方中半夏、橘红顺气消痰；半夏、茯苓燥湿化痰；生姜既能助半夏、橘红降逆理气，又能助半夏、橘红和胃化痰，并能解半夏毒性；甘草益气祛痰，并调和诸药。

75. 答案：B 解析：乌梅丸主治脏寒，蛔上入膈，烦闷不安，手足厥冷，得食而呕，腹痛，吐蛔，时发时止，或久利不止。

76. 答案：A 解析：发热的病因很多，可分为感染性的和非感染性的。临床上以前者为主。B、C、D、E 均属于非感染性发热的原因。

77. 答案：D 解析：支气管哮喘的时候，气道因为高反应性而分泌物增加，痉挛，导致气道狭窄，气流进入肺部出现困难，会导致呼吸困难，胸闷等，但不会引起胸痛。

78. 答案：B 解析：右下腹部的脏器主要为阑尾，升结肠，空、回肠等。疼痛应优先考虑原位器官的疾病，即急性阑尾炎。D、E 不会出现右下腹疼痛。A 导致穿孔的时候可以出现右下腹痛，但不是最早出现的症状。出血坏死性胰腺炎可沿十二指肠流至右下腹引起疼痛，但也不是最早的症状。

79. 答案：D 解析：心衰患者一般为粉红色泡沫样痰；肺部的出血等可能引起鲜红色痰；克雷伯杆菌肺炎可以引起棕褐色痰；肺炎链球菌可以出现铁锈色痰；葡萄球菌肺炎为灰黄色痰。

80. 答案：D 解析：支气管哮喘是机体由于外在或内在的过敏原或非过敏原等因素，通过神经－体液而导致气道可逆性的痉挛。临床上表现为反复出现的阵发性胸闷，伴哮鸣音并以呼气为主的呼吸困难或兼有咳嗽者。

81. 答案：B 解析：现病史记述了患者患病后的全过程，包括发生、发展、演变和诊治经过。因此最为重要。

82. 答案：A 解析：颈部淋巴结肿大多为鳞状细胞癌，主要来自口腔、鼻旁窦、喉、咽及头部皮肤等处癌瘤。

83. 答案：C 解析：杂音因为振动频率不同而表现的音色和音调不同，一般常以生活中类似的声音来描述。收缩期隆隆样为二尖瓣狭窄，舒张期吹风样为二尖瓣关闭不全，乐音样为瓣膜穿孔、乳头肌断裂或者腱索断裂等。

84. 答案：A 解析：胃内有多量液体及气体的时候可出现振水音。检查方法：患者仰卧，医生以一耳凑近上腹部，同时以冲击触诊法振动胃部，可听到气液撞击的声音。正常人在餐后或者饮用大量液体时可有上腹部振水音，但若在清晨空腹或者餐后 6～8 小时仍有此音，则提示胃部排空困难，如幽门梗阻或者胃扩张。

85. 答案：E 解析：浅反射是刺激皮肤或黏膜引起的反射，健康人存在，属生理反射。包括角膜反射、咽反射、腹壁反射、提睾反射、跖反射、肛门反射等。

86. 答案：A 解析：引起淋巴细胞减少的原因主要有应用糖皮质激素、烷化剂，接触放射线，免疫缺陷性疾病。

87. 答案：C 解析：尿沉渣镜检每高倍视野 >5 个白细胞即视为异常。

88. 答案：C 解析：自发性气胸胸部 X 线可以发现透亮度明显升高，如一侧发病，两肺对比明显不同。X 线检查快捷、便宜、方便。B、D 过于繁琐。A 不能用于诊断自发性气胸。

89. 答案：D 解析：肺炎按病因分类为①感染性肺炎，以细菌感染最为常见，约占 80%；②理化性肺炎；③变态反应性肺炎。

90. 答案：D 解析：心肌梗死溶栓禁忌证：①有出血素质、活动性出血或出血性疾病。②近三个月内有颅、脊部手术及外伤；③颅内动脉瘤、动静脉畸形、颅内肿瘤及可疑蛛网膜下腔出血;④手术、创伤、分娩后 10 天以内;⑤活动性溃疡病及结核病;⑥严重高血压,BP >200/120mmHg 及对药物过敏。

91. 答案:B 解析:原发性腹膜炎由细菌感染引起,腹水多为脓性,排除 A。胆汁性腹膜炎是由胆汁流入腹腔引起的腹膜炎症,腹水为胆汁样液体,排除 C。结核性腹膜炎多数是淡黄色的渗出液,少数可呈血性腹水,排除 E。门静脉血栓形成,组织缺血坏死,渗出液也可以是血性的,但较少见,排除 D。原发性肝癌合并的腹水为血性腹水,此患者为肝硬化患者,合并原发性肝癌的可能性大,确诊需抽腹水查找癌细胞。

92. 答案:E 解析:急性肾盂肾炎,肾小管管腔内出现大量的中性白细胞,从而形成白细胞管型。

93. 答案:B 解析:甲肝病毒 – 人类嗜肝 RNA 病毒;乙肝病毒 – 嗜肝 DNA 病毒;丙肝病毒 – RNA 病毒,黄病毒属;丁肝病毒 – 有缺陷的负链 RNA 病毒,需要 HBV 等嗜肝 DNA 病毒的帮助;戊肝病毒 – 肝炎病毒科肝炎病毒属。

94. 答案:A 解析:流脑败血症期的病人常无前驱症状,突起畏寒,高热,头痛,呕吐,全身乏力,肌肉酸痛,食欲不振及神志淡漠等毒血症症状。幼儿则有哭啼吵闹、烦躁不安、皮肤感觉过敏及惊厥等。少数病人有关节痛或关节炎,脾肿大常见。70% 左右的病人皮肤黏膜可见瘀点或瘀斑。病情严重者瘀点、瘀斑可迅速扩大,且因血栓形成发生大片坏死。

95. 答案:D 解析:痢疾杆菌侵袭肠道,导致肠道局部小血管循环障碍,上皮细胞变性坏死、脱落、浅表溃疡形成,出现黏液脓血便。非感染性腹泻呈稀水便。霍乱可为米泔水样便。肛门病变可为鲜血便。淤胆型肝炎呈灰白色便。

96 答案:C 解析:显性感染是指临床上出现某一传染病所特有的综合征,最少见。隐性感染是指只有通过免疫学检查才能发现,最为常见。病原携带状态是指人体不出现临床症状,较为常见。潜伏性感染是由于机体免疫功能足以将病原体局限化而不引起显性感染,成为携带者,待机体免疫功能下降时,才引起显性感染。

97. 答案:D 解析:甲类传染病:鼠疫、霍乱;乙类传染病:传染性非典型性肺炎、艾滋病、病毒性肝炎、脊髓灰质炎、狂犬病等;丙类传染病:流行性感冒、流行性腮腺炎、风疹、麻风病、伤寒和副伤寒等。SARS、狂犬病、炭疽、流行性出血热和人感染高致病性禽流感均属于乙类传染病。

98. 答案:A 解析:HIV 抗体阳性为艾滋病诊断的最重要指标,也是最基本的检测。

99. 答案:B 解析:明代医家、中医外科大家陈实功所著《外科正宗》中论述“医家五戒”和“医家十要”。

100. 答案:A 解析:医学伦理学形成一门独立学科的标志是 1803 年英国托马斯·帕茨瓦尔出版《医学伦理学》。近现代医学伦理学在规范体系与理论基础方面都较完善的标志是 1948 年《日内瓦宣言》和 1949 年《国际医德守则》的颁布。

101. 答案:B 解析:在使用辅助检查手段时,认真严格地掌握适应证,可以积极利用辅助检查手段,有利于提高医生诊治疾病的能力,应从患者的利益出发决定该做的项目,必要检查能尽早确定诊断和进行治疗。但不可广泛地依赖辅助检查。

102. 答案:E 解析:卫生法中的法律责任包括民事责任、行政责任、刑事责任。

103. 答案:B 解析:《执业医师法》第十七条,医师变更执业地点、执业类别、执业范围等注册事项的,应当到准予注册的卫生行政部门依照本法第十三条的规定办理变更注册手续。

104. 答案:C 解析:《传染病防治法》第三十九条,医疗机构发现甲类传染病时,应当及时采取下列措施:①对病人、病原携带者,予以隔离治疗,隔离期限根据医学检查结果确定;②对疑似病人,确诊前在指定场所单独隔离治疗;③对医疗机构内的病人、病原携带者、疑似病人的密切接触者,在指定场所进行医学观察和采取其他必要的预防措施。医疗机构发现乙类或者丙类传染病病人,应当根据病情采取必要的治疗和控制传播措施。A 只说疑似病人并没有说明是哪一类传染病;B 叙述不完整;D 和 E 是乙类病人及病原携带者没有规定必须隔离治疗。

105. 答案:A 解析:患者症状提示风寒表证伴咳喘,治宜选用发散风寒、宣肺平喘之品。A 解表平喘,主治外感风寒,咳嗽气喘等。B 发汗解表、温通经脉,善治表虚有汗者。C 祛风散寒,通窍止痛,主治阳虚外感,头痛,痹痛等。D 祛痰止咳,平喘,润肠,下气。E 降气化痰,主治咳嗽痰多。

106. 答案:D 解析:患者血淋,表现瘀象,治宜选既可通淋又可活血之品。A 活血行气止痛,解郁清心,利胆退黄。B 活血调经,凉血消痈,善调妇女经水,为活血化瘀之要药。C 活血化瘀,润肠通便,善治各种血瘀证。D 活血通经,补肝肾,强筋骨,利水通淋,可用于治疗瘀血阻滞诸证,肾虚腰痛,及淋证、水肿等。E 活血行气止痛,消肿生肌,可用于外伤跌打损伤及瘀血阻滞诸痛证。

107. 答案:C 解析:患者咳嗽与蛔虫腹痛并见,提示所选中药除止咳外,尚需有安蛔之效。A 敛肺止咳、涩肠止泻、利咽开音。B 健脾止泻、除湿带。C 敛肺止咳、安蛔止痛。D 涩肠止泻、温中行气。E 固精缩尿、补肾助阳。

108. 答案:D 解析:波状热:体温逐渐升高达 39℃ 或以上,数日后逐渐下降至正常水平,持续数日后又逐渐升高,排除 A。弛张热:体温持续在 39℃,但波动幅度不大,24h 内体温差别在 2℃ 以上,但均高于正常体温,排除 B。间歇热:体温骤升达高峰后持续数小时,又迅速降至正常水平,无热期可持续 1 日至数

日,排除 C。稽留热:体温常于 39℃ ~ 40℃ 以上,达数日或数周,24h 内体温波动小于 1℃。

109. 答案:D 解析:患者黄疸,并见尿胆红素、尿胆原阳性,考虑为肝细胞性黄疸。A 属先天性溶血性黄疸;B 不见黄疸;C 为胆汁淤积性黄疸;D 是肝细胞性黄疸;E 为阻塞性黄疸。

110. 答案:A 解析:巨颅:额、顶、颞及枕部突出膨大呈圆形,静脉显著扩张,颜面相对较小。由于颅内压增高,压迫眼球,形成双目下视,巩膜外露的特殊表情,称为落日现象,见于脑积水。

111. 答案:C 解析:原发型肺结核 X 线表现:哑铃型阴影,即原发病灶、引流淋巴结炎和肿大的肺门淋巴结,形成典型的原发综合征,排除 A。血行播散型肺结核 X 线表现:双上、中肺部为主的大小不等、密度不同和分布不均粟粒状或结节状阴影,排除 B。浸润型肺结核 X 线表现:肺尖或锁骨下可见小片状或斑点状阴影;纤维空洞性肺结核 X 线表现:单侧或双侧出现纤维后壁空洞和广泛的纤维增生,造成肺门抬高和肺纹理呈垂柳样,排除 D。结核性胸膜炎患者伴有胸水、胸痛等,排除 E。

112. 答案:B 解析:房颤复律后预防复发的药物有奎尼丁、心律平、索他洛尔、胺碘酮等,在药物选择时应考虑到患者的基础心脏病。冠心病患者首选胺碘酮和索他洛尔;高血压病而没有左心室肥厚者首选普罗帕酮,胺碘酮为二线用药,当有明显的左心室肥厚时胺碘酮则成为一线药物;心衰病人用胺碘酮和多非特是安全的。综上,在未知患者基础疾病时,用胺碘酮是安全的。

113. 答案:B 解析:首先,患者无肢体活动障碍,排除 D、E;急进型高血压患者舒张压持续≥130mmHg,排除 A;若为高血压性心脏病,则患者应该伴有心慌、心悸、呼吸困难等不适症状,排除 C;高血压脑病是指血压过高,脑组织血流灌注过多,引起脑水肿,出现头痛、眩晕、呕吐症状,但不会出现肢体活动障碍。

114. 答案:C 解析:房性期前收缩的心电图表现:①提早出现的 P′ 波,形态与窦性 P 波不同。②P′ - P > 0.12 秒。③QRS 形态正常,亦可增宽(室内差异性传导)或未下传。④代偿间歇不完全。室性心动过速的心电图表现:①3 个或以上的室早连发。②常没有 P 波或 P 波与 QRS 无固定关系,且 P 波频率比 QRS 波频率缓慢。③频率多数为每分钟150 ~ 220 次,室律略有不齐。④偶有心室夺获或室性融合波。室性期前收缩的心电图表现:①QRS提早出现,宽大、畸形或有切迹,时间达 0.12 秒。②T 波亦宽大,其方向与 QRS 主波方向相反。③代偿间歇完全。心房颤动的心电图表现:①P 波消失,代之以大小不等、形态不同、间隔不等的 f 波,频率为 350 ~ 600 次/分。②QRS 波、T 波形态为室上性,但 QRS 可增宽畸形(室内差异传导)。③大多数病例,房颤心室率快而不规则,多在每分钟160 ~180 次之间。④当心室率极快而无法辨别 f 波时,主要根据心室率完全不规则及 QRS 与 T 波形状变异诊断。一度房室传导阻滞的心电图表现:①窦性 P 波,每个 P 波后都有相应的 QRS 波群。②P - R 间期延长至 0.20 秒以上。

115. 答案:A 解析:头痛根据病位可分为前头痛、后头痛、侧头痛、颠顶痛、全头痛几种。其中,前头痛与阳明经有关,后头痛与太阳经有关,颠顶痛与厥阴经有关,侧头痛与少阳经有关,全头痛与少阴经有关。本症中的后头痛与太阳经有关,所以答案应在 A、E 中选取。但是 E 中的血海与本症没有关系。

116. 答案:E 解析:因有上肢肢体不利症状,所以必有局部取穴,排除 B、D;素有高血压,所以必有降压的穴位,排除 A;廉泉是用来治疗口舌不利的,与本症无关,排除 C。

117. 答案:B 解析:此患者为心悸,首选心经原穴神门宁心安神。

118. 答案:D 解析:内庭,胃经荥穴,主要作用是泻热;丰隆,祛痰要穴;太冲,肝经原穴,与合谷共称为四关穴。内关,唯一一个治呕吐要穴。

119. 答案:E 解析:嗳腐吞酸,主要病位在胃。选用下合穴足三里或者胃的募穴中脘均可,但是题干提示近部取穴。

120. 答案:E 解析:艾灸至阴穴治疗胎位不正。临床可使孕妇仰卧,放松腰带,直接灸。人中,开窍醒神要穴。申脉,八脉交会穴之一,善于治疗失眠及踝关节损伤。少泽,手太阳小肠经井穴,治疗产后缺乳要穴。昆仑,足太阳膀胱经经穴,善于治疗坐骨神经痛等腰背部疾病。

121. 答案:D 解析:阑尾炎必须取阑尾穴,排除 A、C。阑尾属于大肠范畴,所以应该取大肠的下合穴上巨虚,以及大肠的募穴天枢。

122. 答案:C 解析:本症以外感为主,风犯少阳,伤及眼络。所以取穴应以治疗外感及调和少阳为主。已经取穴治疗眼部疾病的睛明,调和少阳的太冲,治疗外感的太阳和合谷。再加上少商以泻热,外关祛风、祛头痛。

123. 答案:A 解析:此患者为鼻渊,肺经风热型。治疗宜清热宣肺,通利鼻窍,取手太阴、手阳明经穴为主。

124. 答案:E 解析:牙痛除循经取穴外,还要根据症状取穴,本症见口臭、口渴等症状,一派胃热之象。最善于泻胃热的是胃经的荥穴内庭,因为荥主身热。

125 ~ 126. 答案:C、B 解析:五行相生次序:木生火,火生土,土生金,金生水,水生木。"生我"者为母,"我生"者为子。五行相克次序:木克土,土克水,水克火,火克金,金克木。"克我"者为"所不胜","我克"者为"所胜"。

127 ~ 128. 答案:D、B 解析:真寒假热:阴证似阳的证候,阴偏盛至极,阳极端虚弱,偏盛之阴盘踞于内,逼迫衰微之阳浮越于外,是阴阳相互格拒的一种病理状态;上热下寒:指寒邪感于上而热邪发于下,是寒热错杂表现之一。真实假虚:虚为病机本质,实为表现假象。

多由于正气虚弱,脏腑气血不足,功能减退,气化无力所致,是虚实真假的一种病理状态。因实致虚:由于邪气过于强盛,正不敌邪,正气很快被邪气耗损而衰败所致,是虚实转化的一种病理状态。里虚寒证:是正气虚兼内寒的证候,是阴阳偏衰的一种病理状态。

129～130. 答案:D、B 解析:胀痛为气滞;刺痛为瘀血;隐痛为虚证。

131～132. 答案:A、D 解析:肺肾气虚证见咳嗽喘促,呼多吸少,动则喘息更甚,舌质淡嫩,苔薄白,脉沉细数;肺气虚证见咳嗽气短,懒言少语,动则汗出(自汗)、舌苔薄白、脉虚无力;肺脾气虚证见气短多汗,咳嗽无力,常见感冒,面色苍白,便溏,舌淡,苔薄白,脉细软;心肺气虚咳嗽见心悸咳嗽,气短而喘,胸闷,神疲乏力,舌淡脉弱;肾气不固证见咳嗽,痰多,喘息气促,动则喘剧。

133～134. 答案:A、B 解析:苦楝皮有毒,不宜过量或持续服用。槟榔性苦,脾虚便溏或气虚下陷者忌用。

135～136. 答案:A、D 解析:羚角钩藤汤主治肝热生风证。大定风珠主治阴虚动风证。天麻钩藤饮主治肝经有热,肝阳偏亢。消风散主治风疹、湿疹。镇肝息风汤主治类中风。由135题干高热不退,手足抽搐可知患者由热生风;135题明显指出患者皮肤疹出。

137～138. 答案:B、E 解析:二尖瓣狭窄致心脏功能不全,心功能衰竭时,患者出现呼吸困难时,还可出现心衰的其他症状,如双下肢水肿等;急性脑血管疾病出现呼吸困难时,常伴有一些精神神经症状,如昏迷等。

139～140. 答案:A、D 解析:面容检查易考①慢性病容－憔悴晦暗或苍白,双目无神,表情淡漠－肝硬化、慢性肾炎等慢性消耗性疾病。②甲亢面容－眼裂增大,眼球突出兴奋不安,烦躁易怒,惊恐貌－甲状腺功能亢进症。③二尖瓣面容－面色晦暗,双颊紫红,口唇轻度发绀－风湿性心瓣膜病、二尖瓣狭窄。④伤寒面容－表情淡漠,反应迟钝,无欲貌－伤寒、脑脊髓膜炎、脑炎等。⑤苦笑面容－牙关紧闭,面肌痉挛,苦笑貌－破伤风。⑥满月面容－面圆如满月,皮肤发红,常伴痤疮和小须－库欣综合征及长期应用肾上腺皮质激素者。⑦面具面容－面部呆板、无表情,面具貌－震颤麻痹等。

141～142. 答案:D、C 解析:心绞痛发作时可见以R波为主的导联中,ST段压低,T波低平或倒置;急性心梗时心电图中面向梗死部位的导联ST段抬高,并有异常Q波。心绞痛疼痛持续3～5分钟,心脏神经官能症患者常诉胸痛,但为短暂(几秒钟)的刺痛或持续(几小时)的隐痛。

143～144. 答案:C、D 解析:细菌性痢疾分为急性菌痢、中毒型菌痢、慢性菌痢,都需要抗菌治疗,首选氟喹诺酮类,其次为三代头孢菌素,可同时使用小檗碱(黄连素)。中毒型菌痢病情凶险:①降温止惊——氯丙嗪、异丙嗪,地西泮、苯巴比妥钠,水合氯醛;②休克型——低分子右旋糖酐,山莨菪碱,酚妥拉明、多巴胺或间羟胺等,短期使用糖皮质激素,早期DIC者予肝素抗凝。③脑型——甘露醇,呼吸兴奋剂。慢性菌痢病情复杂,通常联合或交替使用两种不同类型的抗菌药物,也可用小檗碱液、大蒜素液、磺胺嘧啶银悬液等保留灌肠。

145～146. 答案:B、A 解析:A为流行性乙型脑炎的病理改变。B为流行性脑脊髓膜炎的病理变化。C是增生性炎的病变特点:①浸润的细胞主要是淋巴细胞、浆细胞和单核细胞;②局部组织破坏主要是由炎细胞引起;③常有较明显的结缔组织、血管和上皮细胞、腺体等实质细胞的增生,在黏膜可形成息肉,在肺常形成炎性假瘤,在管道性脏器可引起狭窄和梗阻。D是渗出性炎症的一个类型,因炎症灶的血管损伤严重,致使渗出物中含大量红细胞,常见于流行性出血热、钩端螺旋体病和鼠疫等。E易发生于黏膜、浆膜和肺组织。发生于黏膜者渗出的纤维蛋白原形成的纤维素、坏死组织和嗜中性粒细胞共同形成假膜,又称假膜性炎,见于白喉。

147~148. 答案:C、E 解析:医学道德的基本范畴有权利与义务、情感与良心、审慎与保密、荣誉与幸福等。情感是人们对周围的人和事物、对自身活动态度的内心体验和自然流露。医学道德情感是建立在医务人员对病人的生命价值、人格和权利尊重的基础上,表现出对病人、对医学事业的真挚热爱,是一种高尚的情感。医学道德良心是指医务人员在履行对病人、集体和社会尽义务的过程中,对自己行为应负道德责任的自觉认识和自我评价能力。

149~150. 答案:A、B 解析:药品所含成分与国家药品标准规定的成分不符的,以非药品冒充药品或者以他种药品冒充此种药品的,为假药。药品成分的含量不符合国家药品标准的,为劣药。

第二单元

1. 答案:D 解析:感冒是感受风邪或时行病毒(也可兼夹寒、热、暑、湿、燥邪,但以风寒、风热居多),引起肺卫功能失调,出现鼻塞、流涕、喷嚏、头痛、恶寒、发热、全身不适、脉浮等为主要临床表现的一种外感病证。食滞不是感冒常见病因,为内伤的原因之一。

2. 答案:A 解析:咳嗽是六淫外邪侵袭肺系,或脏腑功能失调,内伤及肺导致肺失宣降,肺气上逆,冲击气道,发出咳声或伴有咳痰为主要表现的一种病证,所以临床辨证应首先辨清是外感还是内伤。

3. 答案:E 解析:哮病缓解期肺脾气虚证用六君子汤,肺肾两虚证用生脉地黄汤合金水六君煎;虚喘肺气虚耗证用生脉散合补肺汤,肾虚不纳证用金匮肾气丸合参蛤散,正虚喘脱证用参附汤送服黑锡丹。

4. 答案:B 解析:喘证风寒壅肺用麻黄汤合华盖散;表寒肺热用麻杏石甘汤;痰热壅肺用桑白皮汤;痰浊阻肺用二陈汤合三子养亲

汤;肺气郁痹用五磨饮子。

5. 答案:E 解析:千金苇茎汤和如金解毒散是治疗肺痈成痈期的代表方。肺痈溃脓期首选加味桔梗汤。

6. 答案:C 解析:癫证初病的病机为气郁、痰阻、血瘀蒙蔽心窍,相应的治则为理气解郁、化痰醒神。

7. 答案:D 解析:隐痛、喜温喜按,此为虚寒之证。患者食后痛减,神疲乏力,手足欠温,纳差便溏,故可诊断为脾胃虚寒型胃痛,治以温中健脾,和胃止痛,方选黄芪建中汤加减。

8. 答案:E 解析:外感时邪、饮食不节、情志失调、阳气素虚均是腹痛的常见病因,而风燥不是腹痛的常见病因。

9. 答案:E 解析:痢疾的诊断要点:①腹痛,里急后重,大便次数增多,便下赤白脓血。②急性痢疾起病急剧,可伴有恶寒发热;慢性痢疾则反复发作,迁延不愈。③常见于夏秋季节,多有饮食不洁史,具有传染性。肛门灼热不是痢疾的诊断要点。

10. 答案:A 解析:热秘用麻子仁丸;气秘用六磨汤;冷秘用温脾汤;气虚秘用黄芪汤;阴虚秘用增液汤,阳虚秘用济川煎。

11. 答案:A 解析:根据经络理论:太阳经行于头顶和头后部;足太阳经别:从足太阳经脉的腘窝部分出,其中一条支脉在骶骨下五寸处别行进入肛门,上行归属膀胱,散布联络肾脏,沿脊柱两旁的肌肉到心脏后散布于心脏内,所以头痛牵引项背多属太阳经头痛。

12. 答案:B 解析:天麻钩藤饮用于眩晕肝阳上亢证,半夏白术天麻汤用于眩晕痰浊中阻证,镇肝息风汤用于中风阴虚风动证,补阳还五汤可以加减后用于瘀血阻窍兼有气虚证,地黄饮子加减后可用于肝肾阴虚。

13. 答案:D 解析:中风后遗症半身不遂,气虚血瘀证,治则宜益气养血,化瘀通络,治疗应选补阳还五汤。

14. 答案:B 解析:阳水,肿多由面目开始,自上而下,继及全身,肿处皮肤绷急光亮,按之凹陷即起,兼有寒热等表证。阴水,发病缓慢,肿多由足踝开始,自下而上,继及全身,肿处皮肤松弛,按之凹陷不易恢复,甚则按之如泥。

15. 答案:B 解析:治疗郁病的基本原则:理气开郁,调畅气机,怡情易性。五个选项中只有 B 符合这一原则。

16. 答案:D 解析:肝气郁结的病机为肝失疏泄,腹中气结成块,结块柔软,时聚时散,故窜痛胀闷不适,嗳气矢气频作。治法应疏肝解郁,行气消聚。方用木香顺气散,也可用逍遥散。

17. 答案:C 解析:慢性肺心病患者可以因为肺淤血和肺水肿,呼吸困难,导致血氧浓度降低,应激反应造成神经体液变化。一方面使心率加快,心肌收缩力增强,另一方面使外周血管阻力增加,提高动脉血压,保证重要脏器血液灌注。但这些变化又进一步加重心脏的负担和缺氧,促使心泵衰竭。最终引起脑供氧不足,休克。

18. 答案:B 解析:高血压并发症为高血压危象、高血压脑病、脑血管病、心力衰竭、慢性肾衰竭,其中脑血管意外是我国高血压病最常见的死亡原因。

19. 答案:C 解析:幽门梗阻的病人,常有上腹部胀痛、胀满、嗳气和反酸,尤其在饭后明显。而呕吐则多在夜间发生,可以吐出隔日或隔夜的食物残渣,且有酸腐味,一般无胆汁。呕吐量可以很大,甚至一次达 1L 以上。呕吐后腹胀和腹痛可减轻或暂时缓解,但这些症状可以反复出现。

20. 答案:B 解析:尿路器械的使用不但会将细菌带入尿路,而且常使尿路黏膜损伤,因而易引起泌尿系感染,而肾盂造影、核素肾图检查几乎不引起感染,排除 A、C。肾穿刺、血液透析须在严格无菌条件下进行,感染可能性极低,排除 D、E。

21. 答案:A 解析:①二甲双胍:2 型糖尿病无明显消瘦以及伴血脂异常、高血压或高胰岛素血症者;1 型糖尿病与胰岛素联合应用。②格列本脲、格列吡嗪、格列美脲:非肥胖 2 型糖尿病患者;肥胖 2 型糖尿病患者应用双胍类血糖控制仍不满意,或不耐受者。③阿卡波糖、伏格列波糖:2 型糖尿病或 IGT,尤其是餐后血糖高者;1 型糖尿病用胰岛素时加用。④罗格列酮、吡格列酮:2 型糖尿病肥胖、胰岛素抵抗明显者。⑤瑞格列奈、那格列奈和米格列奈:2 型糖尿病早期餐后高血糖阶段或以餐后高血糖为主的老年患者。

22. 答案:A 解析:冻疮是由于寒冷引起的局限性炎症损害,是以病因命名的疾病。

23. 答案:D 解析:A 肿而色红,皮薄光泽,焮热疼痛,肿势急剧。B 肿而不硬,皮色不泽,苍白或紧暗,皮肤清冷,常伴有酸痛,得暖则舒。C 发病急骤,漫肿宣浮,或游走不定,不红微热,轻微疼痛。D 肿势如棉,或硬如馒,大小不一,形态各异,不红不热,皮色不变。E 肿而皮肉重垂胀急,深则按之如烂棉不起,浅则光亮如水疱,搔破流黄水,浸淫皮肤。

24. 答案:E 解析:无头疖为皮肤上有一红色肿块,范围约 3cm,无脓头,表面灼热,压之疼痛,2～3 天化脓后为一软脓肿,溃后多迅速愈合。痈常为单个发生,肿势范围较大,局部顶高色赤,表皮紧张光亮。有头疽红肿范围多在 9～12cm 以上,有多个粟粒状脓头;溃后状如蜂窝;有较重的全身症状;病程较长。颜面部疔疮初起为粟粒样脓头,根脚深,肿势散漫;出脓较晚而有脓栓;大多数患者初起即有全身症状。有头疖患处皮肤上有一色红灼热之肿块,约 2cm 大小,疼痛,突起根浅,中央有一小脓头,脓出则愈。

25. 答案:E 解析:如处理不当,发于颜面部的疔疮很容易走黄而有生命危险,发于手足部的疔疮则易损筋伤骨而影响功能。

26. 答案:A 解析:生疗之后,早期失治,毒势未得控制,或挤压碰伤,过早切开,疗毒虽鸱张,每得以直入营血,或误食辛热及酒肉鱼腥等发物,或艾灸疮头,更增火毒,均可促使疗毒发散,入营入血,内攻脏腑而成。

27. 答案:D 解析:岩瘤是全身性疾病的局部表现,病因复杂,归纳起来不外内因外因两个方面。外因为六淫邪气,内因为正气不足和七情所伤,导致机体阴阳失调,脏腑功能障碍,经络阻塞,气血运行失常,气滞血瘀,痰凝毒聚等。本题中A、B可直接排除;C、E虽然是病机之一,但是不完全;整体病机当属本虚而标实。

28. 答案:A 解析:白秃疮相当于西医的白癣,肥疮相当于西医的黄癣。其外治法均可采用拔发法。

29. 答案:E 解析:贯穿结扎法适用于Ⅱ、Ⅲ期内痔,尤其是纤维型内痔更为适宜。

30. 答案:D 解析:脱疽的分型论治为:①寒湿阻络－温阳散寒,活血通络－阳和汤加减;②血脉瘀阻－活血化瘀,通络止痛－桃红四物汤加减;③湿热毒盛－清热利湿,活血化瘀－四妙勇安汤加减;④热毒伤阴－清热解毒,养阴活血－顾步汤加减;⑤气阴两虚－益气养阴－黄芪鳖甲汤加减。

31. 答案:A 解析:一期梅毒主要表现为疳疮(硬下疳),发生于不洁性交后2～4周;二期梅毒主要表现为杨梅疮,一般发生在感染后7～10周或硬下疳出现后6～8周;三期梅毒亦称晚期梅毒,主要表现为杨梅结毒。此期特点为病程长,易复发,除皮肤黏膜损害外,常侵犯多个脏器。

32. 答案:D 解析:胞宫,别名女子胞、子处、子宫、子脏、血室、胞室。阴户非胞宫的别称。

33. 答案:D 解析:预产期从末次月经的第一天算起,月数加9(或减3)日数加7。

34. 答案:E 解析:月经先期肝郁化热证表现为肝气郁结和郁而化热两部分。肝郁疏泄失调,血海失司,故经量或多或少;热灼于血,故经色深红或紫红;气滞肝经则胸闷、乳胀;心烦易怒,口苦咽干,舌红,苔薄黄,脉弦数均为肝郁化热之象。其精神为易怒而非抑郁。

35. 答案:C 解析:《良方》温经汤治疗实寒证,《金匮》温经汤治疗虚寒证。桂枝茯苓丸主治瘀阻胞宫证。寿胎丸主治肾虚滑胎。归肾丸主治肾阴不足。艾附暖宫丸治疗阳气不足之虚寒证。注意A是干扰项。

36. 答案:D 解析:"治崩三法"是指塞流、澄源、复旧。塞流指止血,澄源指求因治本,复旧为调理善后。

37. 答案:A 解析:闭经的临床常见证型有气血虚弱、肝肾不足、气滞血瘀、痰湿阻滞、寒凝血瘀等。无湿热之证,湿热常能迫血妄行,非闭经之常见证型。

38. 答案:D 解析:子肿的治疗大法以利水化湿为主。肾虚型子肿,方用真武汤或肾气丸,补肾温阳,化气行水。脾虚型子肿,方用白术散,排除A。六味地黄丸补肾阴,健固汤利水化湿之功弱,排除B、E。

39. 答案:C 解析:血瘀不孕症偏于寒者治以活血化瘀,温经通络,方用少腹逐瘀汤。血府逐瘀汤主治胸中血瘀,膈下逐瘀汤,也可用于治疗瘀血而致的不孕症,但祛寒力弱,桃红四物汤主治血虚夹瘀,开郁种玉汤主治肝郁不孕症。

40. 答案:C 解析:小儿能独走的时间是12个月,即幼儿期刚开始时。小儿8个月会爬;10个月可扶着走;18个月可跑步和倒退行走。

41. 答案:B 解析:小儿肝常有余,外感内伤均可使肝气亢盛,刚性之脏,易于动风,风阳上扰,伤及头面故见头面部肌肉不自主抽动,肝气不舒,肝风内动,欲畅其通达之性,故喉中有异声或口出秽语,肝阳上亢故抽动有力而频繁,声音响亮,且性情急躁、好动。

42. 答案:E 解析:主要适用于小儿胎禀不足,肾气虚弱及肾不纳气之证,如解颅、五迟、五软、遗尿、哮喘等。常用方剂如六味地黄丸、金匮肾气丸、调元散、参蛤散等。A、B、C、D均为肾不足所致,因此都可用培元补肾法。

43. 答案:B 解析:小儿外感咳嗽风寒用

杏苏散、金沸草散,风热用桑菊饮,风燥用清燥救肺汤、桑杏汤;内伤咳嗽痰热用清金化痰汤、清气化痰汤,痰湿用二陈汤,气虚用六君子汤,阴虚用沙参麦冬汤。

44. 答案:C 解析:鹅口疮心脾积热证用清热泻脾散,虚火上浮证用知柏地黄丸。口疮心火上炎证用泻心导赤汤。泻黄散清热泻脾,凉膈散清胃泄热。

45. 答案:A 解析:治疗小儿厌食脾失健运证,治以调和脾胃,运脾开胃,方选不换金正气散加减。

46. 答案:B 解析:痄腮常证一为邪犯少阳证,治以疏风清热,散结消肿;一为热毒壅盛证,治以清热解毒,软坚散结。变证一为邪陷心肝证,治以清热解毒,息风开窍;一为毒窜睾腹证,治以清肝泻火,活血止痛。

47. 答案:A 解析:十二经脉的流注次序为肺大胃脾心小肠,膀肾包焦胆肝乡。

48. 答案:D 解析:督脉总督一身阳经。故称为"阳脉之海"。任脉总任一身阴经,故称为"阴脉之海"。带脉约束纵行之脉。阴维脉调节六阴经经气。冲脉涵蓄十二经气血,故称"十二经脉之海"、"五脏六腑之海"或"血海"。其与生殖机能关系密切,冲、任脉盛,才能使胞宫行经、胎孕的生理功能正常运行。

49. 答案:B 解析:小肠的下合穴是下巨虚。上巨虚是大肠的下合穴;足三里是胃的下合穴;阳陵泉是胆的下合穴;委中是膀胱的下合穴。

50. 答案:B 解析:公孙冲脉胃心胸,内关阴维总下同;临泣胆经连带脉,阳维目锐外关逢;后溪督脉内眦颈,申脉阳跷络亦通;列缺任脉行肺系,阴跷照海膈喉咙。

51. 答案:A 解析:以上五穴皆分布在肘关节附近。尺泽,肘横纹中,肱二头肌腱桡侧凹陷中;曲泽,肘横纹中,肱二头肌腱尺侧凹陷中;少海,肘横纹内侧端与肱骨内上髁连线中点处;小海,肘外侧,尺骨鹰嘴与肱骨内上髁之间凹陷处;曲池,肘横纹外侧,尺泽与肱骨外上

髁连线中点。

52. 答案:B 解析:肩髎:肩髃后方,于肩峰后下方凹陷处。肩髃:肩部,三角肌上,当肩峰与肱骨大结节之间取穴。肩贞:肩关节后,腋后纹头上1寸。天宗:肩胛部,当冈下窝中央凹陷处,与第4胸椎平。曲垣:肩胛部,当冈上窝内侧凹陷处,约当臑俞与第二胸椎连线的中点。

53. 答案:C 解析:长强位于督脉。

54. 答案:B 解析:指切进针法,适用于短针;夹持进针法,适用于长针;舒张进针法,适用于皮肤松弛部位,尤其是腹部;提捏进针法,适用于皮肤浅薄部位,如印堂穴;针管进针法,少痛,适用于儿童及惧针者。

55. 答案:B 解析:判断此中脘与胃俞二穴分别属于任脉和膀胱经,既非表里经也非同名经,排除D、E。根据穴位所在部位,中脘在上腹部,胃俞在背部,当属于前后配穴法。

56. 答案:A 解析:梁丘是胃经穴,胃俞是胃的俞穴,三阴交、公孙、阴陵泉是脾经穴。循行所过,主治所及,所以以上各穴均可以用来治疗脾胃病。而脾经的穴位还对生殖泌尿系统疾病有治疗作用,但是根据穴位的不同其治疗作用的强弱依次为三阴交、阴陵泉、公孙。

57. 答案:C 解析:《席弘赋》:伤寒无汗,攻复溜宜泻;伤寒有汗,取合谷当随。大椎与风池适用于治疗外感初起,太溪滋阴的作用强。

58. 答案:E 解析:针灸治疗漏肩风时,肩髃、肩髎、肩贞、肩前为局部取穴,可祛风散寒,活血通络,舒筋止痛;曲池、合谷、外关、阳陵泉为远部取穴,可疏导阳明、少阳经气,通络止痛。

59. 答案:B 解析:发热,微恶风,鼻塞喷嚏,流稠涕,咽痛,咳嗽痰稠,舌苔薄黄,脉浮数,为风热感冒之表现。治以辛凉解表,排除A。无暑湿症状,排除C。无气虚、阴虚之表现,排除D、E。

60. 答案:E 解析:气粗息涌,喉中痰鸣,

胸高胁胀,咳痰色黄,口渴,为痰热壅肺,肺气上逆之表现,辨证为热哮证。舌红苔黄,脉弦滑为痰热内盛之候。治以清热宣肺,化痰定喘,故用定喘汤。

61. 答案:C 解析:惊则气乱,心神不能自主,故发为心悸。心不藏神,心中惕惕,则善惊易恐,坐卧不安,多梦易醒。辨证属心虚胆怯证。

62. 答案:C 解析:胸痛心悸,感寒痛甚,加之面色苍白,舌苔白,脉沉细为一派寒象,辨证为寒凝心脉。

63. 答案:B 解析:患者不寐,又见痰多纳差,舌红苔黄脉滑数一派热象,可知为不寐痰热扰心证,治以黄连温胆汤清化痰热,和中安神。丹栀逍遥散无安神之功。黄连阿胶汤主治阴虚火旺,归脾汤主治心脾两虚,安神定志丸主治心胆气虚。

64. 答案:A 解析:疲乏无力,舌苔白腻,为肝风夹痰浊之表现。肝风内动,痰随风动,风痰闭阻,心神被蒙,则痫证发作,辨证属风痰闭阻证,治以豁痰开窍,息风定痫。

65. 答案:C 解析:脾胃虚弱,运化无权,水谷不化,清浊不分,故大便溏泻,稍进油腻之物则大便次数增多,饮食减少,脘腹胀闷不舒。面色萎黄,肢倦乏力,舌淡苔白,脉濡弱,为脾胃虚弱之象。辨证属脾胃虚弱证。

66. 答案:B 解析:湿热之邪壅滞肠中,气机不畅,传导失常,故腹痛,里急后重。湿热熏灼肠道,脂络受伤,气血瘀滞,化为脓血,故下痢赤多白少。肛门灼热,小便短赤,为湿热下注所致。舌红苔黄,脉滑数,为湿热之征象。辨为湿热痢。

67. 答案:C 解析:腹大坚满,脘腹绷急为浊水停聚之状。烦热口苦,渴不欲饮,便溏不爽,小便短赤,舌红苔黄腻,脉滑数,均为湿热壅盛之象。辨证属湿热蕴结证。

68. 答案:A 解析:头痛如裹,身体困重酸楚,恶寒而身热不扬,舌苔白滑,脉濡,为风湿外感之表现。辨证属风湿头痛,治以祛风胜

湿,方用羌活胜湿汤。独活寄生汤主治痹证日久,肝肾两虚,气血不足,排除B。新加香薷饮祛暑解表,清热化湿,排除C。加味二妙散主治湿热证,藿朴夏苓汤解表化湿,无祛风之功,排除D、E。

69. 答案:A 解析:气血不足,清阳不展,脑失所养,则眩晕;气血不能荣心,则不寐心悸;清阳不升,则神疲乏力,倦怠食少;唇甲不华,舌质淡,脉细弱,为气血亏虚之征。故辨证属气血亏虚证,治以补养气血,健运脾胃。病位非肝、胃、肾、肺,排除B、C、D、E。

70. 答案:C 解析:中风分中经络、中脏腑两类。中经络,常无神志改变;中脏腑,常有神志不清。患者不省人事,属中风中脏腑。中脏腑分为闭证、脱证。闭证的主要症状为牙关紧闭,两手握固等;脱证症状为目合口张、手撒肢冷,二便自遗等。患者牙关紧闭,为闭证。闭证分阳闭、阴闭,阳闭表现为面赤身热等阳证,阴闭表现为四肢不温等阴证。患者面赤身热,舌红苔黄,脉弦数,属闭证之阳闭。

71. 答案:A 解析:石淋,小便排出砂石为主症。膏淋,淋证而见小便混浊如米泔水,滑腻如膏脂。血淋,尿血而痛。气淋,少腹胀满较为明显,小便艰涩疼痛,尿有余沥。热淋,小便灼热刺痛。劳淋,小便淋沥不已,遇劳即发。小便涩痛,尿色淡红,为血淋。

72. 答案:B 解析:渴而多饮为上消,消谷善饥为中消,渴而便数有膏为下消。多食,大便干燥,苔黄,脉滑实有力,属胃热炽盛之表现。

73. 答案:C 解析:肢体关节重着、酸痛、痛有定处,手足沉重,肌肤麻木不仁,辨证为着痹。行痹为肢体关节疼痛,游走不定,关节屈伸不利。痛痹为肢体关节疼痛剧烈,痛有定处。热痹为关节疼痛,局部灼热红肿。久痹为痹证迁延,疼痛时轻时重,关节肿大、畸形。

74. 答案:E 解析:肺结核患者有典型的潮热、盗汗等症状,排除A。肺癌患者多表现刺激性咳嗽、咳血、胸痛等,排除B。支气管扩

张患者有反复咳血等症状,排除 C。哮喘患者双肺听诊闻及哮鸣音,排除 D。患者咳嗽、咳痰、秋冬季发病,再结合 X 线片表现可诊断。

75. 答案:D 解析:风心病患者重度二尖瓣狭窄常有"二尖瓣面容",双颧暗红,听诊心尖区有低调的隆隆样舒张中晚期杂音;肺心病症状主要为咳嗽、咯痰,听诊偶有干湿性啰音,三尖瓣区可闻及收缩区杂音,排除 A。高血压心脏病的心脏改变主要是左心室肥大和扩大,听诊时可有主动脉瓣区第二心音亢进、收缩期杂音或收缩期咔嚓音,排除 B。甲亢性心脏病时,以心房颤动等心律失常为主,心动过速、第一心音亢进,排除 C。

76. 答案:B 解析:板状腹为急性弥漫性腹膜炎的特征性表现,多由急性胃肠穿孔或实质性脏器破裂所引起,患者为餐后突发,考虑消化性溃疡穿孔可能性大。

77. 答案:B 解析:患者呕血,腹壁静脉曲张、脾大、腹水,为门静脉高压的表现;A/G <1,提示肝功能严重损伤,丙氨酸转氨酶升高,再结合患者乙肝病史,可初步诊断肝硬化门静脉高压合并上消化道出血。

78. 答案:B 解析:白蛋白/球蛋白 = 2.2/2.0,正常值为(1.5~2.5):1,可见白蛋白降低;酚红排泄率正常值为 63%~84%(平均70%),是检查近曲小管分泌功能的指标,降低可见于慢性肾盂肾炎、慢性肾炎、肾动脉硬化等,并与病变发展程度平行;血胆固醇正常值 <5.1mmol/L;患者伴有水肿、蛋白尿、低蛋白血症、高脂血症,为慢性肾炎肾病型(肾病综合征)。

79. 答案:C 解析:患者脾脏肿大、白细胞计数显著增高,符合粒细胞性白血病诊断标准,排除 E。因白细胞分类各阶段见幼稚粒细胞,可见分化停留于较早阶段,为急性,排除 D。脾功能亢进时,虽可见脾大,但白细胞计数是减少的,排除 A。门脉性肝硬化时,患者可出现腹胀,但是白细胞计数增高不甚显著。

80. 答案:B 解析:胰岛素的主要不良反

应为低血糖;血尿素氮成人正常值为 3.2~7.1mmol/L,二氧化碳结合力正常值为 21~28mol/L,患者检查指标正常,考虑胰岛素使用不当引起低血糖可能性大。

81. 答案:C 解析:发病前常有臀部糜烂损伤史,或臀部肌肉注射史。痛发于一侧臀部,肿硬疼痛,形大如盘,形逾盈尺,范围较广,边缘不清,步履艰难。及至酿脓,焮肿疼痛,肿势渐聚。身伴寒热,四肢酸楚,尿赤便秘。脓成外溃,色黄稠厚,或疮口内有腐烂坏死组织,泄脓不畅。

82. 答案:C 解析:瘰疬初期:颈部核块如黄豆大小,一个或数个,可同时出现或相继发生,皮色不变,质稍硬,表面光滑,不热不痛,推之能活动,可用逍遥散合二陈汤加减治疗。瘰疬中期:核块渐增大,与表皮粘连,有时数个核块互相融合成大的肿块,推之不能活动,疼痛;当进一步化脓时,则表面皮肤转成暗红色,微热,按之有轻微波动感,可用托里消毒散、内托生肌散加减治疗。瘰疬后期:已化脓的肿块经切开或自行破溃后,流出清稀脓水,夹有败絮状物质,疮口呈潜行性管腔(表面皮肤较薄,皮下有向周围延伸的空腔),疮口肉色灰白,四周皮肤紫黯,并可以形成窦道;如果脓水转稠,肉芽变成鲜红色,表示即将愈合,可用香贝养营汤合六味地黄汤加减治疗。

83. 答案:D 解析:血瘤可发生于身体任何部位,但以四肢、躯干、面颈部多见。常在出生后即发现,随着年龄增长而长大,长到某种程度后,可停止进展。瘤体外观呈暗红色或紫蓝色,亦可为正常皮色,小如豆粒,大如拳头,质地柔软,状如海绵,压之可缩小,肢体活动时胀大。

84. 答案:D 解析:患者皮疹颜色淡红,舌质淡红,脉沉细,为血虚所致。鳞屑减少,干燥皲裂,自觉瘙痒等证,故可诊断为血虚风燥型白疕,治法以养血滋阴,润肤息风,方选当归饮子加减。

85. 答案:D 解析:热疮,是高热过程中皮肤黏膜间出现水疱的证候，但好发于皮肤黏膜交界处，如口角、唇缘、鼻孔周围和外生殖器等处。患者此时全身症状不明显，选择外治法；外用药以清热、解毒、燥湿、收敛为主；溃口糜烂结痂，以油剂最好。

86. 答案：E　解析：传染性软疣，皮损好发于躯干、四肢，散在不融合；典型损害为米粒至豌豆大小的半球形丘疹，表面呈蜡样光泽，呈灰白或珍珠色，继发感染也可发红；中心有脐凹，可挤出白色乳酪状物，又称软疣小体。寻常疣，初起为针尖大的丘疹，渐渐扩大到豌豆大或更大，呈圆形或多角形，表面粗糙，角化明显，质坚硬，呈灰黄、污黄或污褐色；好发于手指、手背、足缘等处；数目不等，初起多为一个，以后可发展为数个或数十个。掌跖疣，初发时为角化的小丘疹，表面粗糙，逐渐长大后疣体周围形成比较明显的角质环，表面光滑，质地坚硬，中心的疣表面粗糙易出血，可见出血点，多数情况下可见凝固的出血点或黑点。丝状疣，皮损表现为褐色、淡褐色或皮色，数目从单个到数百个不等，有传染性且影响美观，好发于眼睑、颈项、颏部和头皮等部位。扁平疣，质地柔软、顶部光滑、粟粒至绿豆大、淡褐色的高出皮肤表面的扁平状丘疹，好发于面部、手背部等暴露部位，极易传染。

87. 答案：A　解析：肝郁化热，热迫血行，则月经提前，经色紫红，质稠；疏泄失调，则经量或多或少；气郁血滞，则时有瘀块；气滞肝经，则乳房、胸胁、少腹胀痛；精神抑郁，舌红，苔薄黄，脉弦数，均为肝郁化热之象。辨证属肝郁化热证，治以清肝解郁，凉血调经。保阴煎主治阴虚内热动血。清经散主治阳盛血热。知柏地黄汤主治阴虚内热。两地汤主治阴虚血热。

88. 答案：B　解析：由于情志抑郁或多怒伤肝，影响肝的疏泄和藏血功能，导致气血失调，血海蓄溢的功能失调，则月经先后无定期。经量时多时少，色暗有块，下行不畅，乳房胀痛，舌苔薄白，脉弦均为肝郁之象。题干中

有肾虚、脾虚等症，排除 C、D、E。也无化热之象，排除 A。

89. 答案：D　解析：肾阴不足，受阳气冲击，阴络易伤则血溢，出现经间期出血。色红，头晕腰酸，大便艰难，溲黄，舌红，脉细弦数，均为肾阴虚之表现，治以滋肾益阴，固冲止血，方选两地汤。六味地黄丸用于肝肾亏损证。清肝止淋汤用于血虚火旺证。逐瘀止血汤用于血崩证。清肝引经汤用于经行吐血。

90. 答案：C　解析：血热妄行，郁而化火，伤及冲任，遂见阴道出血色紫红稠，尿黄便秘。舌红苔黄，脉洪数，辨证属血热，治以清热凉血，固冲止血。清经散治疗阳盛血热。保阴煎治疗阴虚血热。清热调血汤主治湿热蕴结。清肝止淋汤清热除湿。

91. 答案：B　解析：形体日渐肥胖，伴神疲倦怠，肢体沉重，面浮足肿，为痰湿阻滞之表现。舌苔白腻，脉滑为痰湿阻滞之候。

92. 答案：B　解析：小腹冷痛，形寒肢冷，面色苍白，为寒凝之表现。经色紫暗、有块、块下痛减，舌紫暗有瘀点，为血瘀之表现，辨证属寒凝血瘀。

93. 答案：B　解析：肝经郁火，伏于冲任，经期冲气偏盛，冲气夹肝火循经上逆，肝脉过亢，损伤阳络，则经行衄血，色深红；经不下行而由口鼻溢出，冲任气血因而不足，血海满溢不多甚或无血可下，则经量减少；肝气郁结，则烦躁易怒，两胁胀痛；舌红，苔黄，脉弦数，也为郁火之证。辨证属肝经郁火证，治以疏肝泻火，降逆止血。加味逍遥散疏肝泻火。顺经汤主治阴虚肺燥证。清经散治疗阳盛血热证。清热固经汤主治实热血热证。

94. 答案：D　解析：气虚冲任不固，胎失摄载，故孕后腰酸腹痛。气虚不化，则出血色淡，质稀。气虚中阳不振，则神疲肢倦。清阳不升，则面色白。脉细滑缓为气虚之表现。辨证属气血虚弱。

95. 答案：D　解析：A、B 多用于外科病证。C 常用以治疗痈证和哮喘等病证。E 常

用于肺炎喘嗽、哮喘、腹痛、遗尿等病证。

96. 答案:C 解析:患儿咳痰稠黄,口渴欲饮,大便干燥是有内热之证,又因受凉而发病,是一外寒内热证,外寒内热临床表现为喘促痰鸣,鼻塞喷嚏,流清涕,或恶寒发热,咯痰黏稠色黄,口渴,大便干结,尿黄,舌红,苔白,脉滑数或浮紧。治以解表清里,定喘止咳。

97. 答案:B 解析:A 多无意志改变。B 或称进行性抽搐,又称抽动 – 秽语综合征,是一种以运动、言语和抽搐为特点的综合征或行为障碍,起病在 2~12 岁之间,男童发病较女童多。抽动为一种不自主、突发、快速、反复发生、无节律、方式固定的运动或发声。C 半数有先兆,如头昏、精神错乱、上腹部不适、视听和嗅觉障碍,本患者无此表现。D 是以与年龄不相称的活动过多、注意力不集中、任性、易冲动为主要特征的行为障碍。其智力基本正常。E 由风湿性感染所致,具有相应的症状和化验结果(如 ESR、ASO、CRP 等),很少有发声抽动或秽语、强迫障碍等表现。

98. 答案:C 解析:五迟是小儿生长发育障碍的病征,指立迟、行迟、发迟、齿迟、语迟。题中患儿为五迟的患者,舌淡,苔少是气虚所致,又目无神采,夜卧不安责之肝肾。

99. 答案:B 解析:患儿壮热 5 天,疹点由细小稀少而逐渐稠密,为出疹期,又大便干结,小便短少,舌质红赤,舌苔黄腻,脉数有力,毒象明显,当清解透表,解毒。

100. 答案:B 解析:A 主治紫癜之血热妄行证。B 主治紫癜之风热伤络,从胁下至腰下肿,发赤色大小便不通,治痈疽、疔疮、乳痈,及一切无名肿毒,初期憎寒壮热,头痛拘急者。C 主治紫癜之气不摄血。D 主治气血两燔之发斑。见发热,或身热夜甚,外透斑疹,色赤,口渴或不渴,脉数等。E 主治紫癜之阴虚火旺。患儿紫癜色鲜红、瘙痒为风热之邪伤及络脉,发热、舌红、脉浮数都符合风热伤络证,为紫癜初起,病未入血分,无脾虚、阴虚表现,发热不属于气血两燔。故当疏风散邪,凉血止血。

101. 答案:D 解析:患者经常失眠多梦,以入睡困难为主,诊断为不寐。肾水亏虚,不能上济于心,心火炽盛,不能下交于肾,则入睡困难,心悸,头晕耳鸣,腰膝酸软;阴虚生热,则五心烦热,午后面部潮红;舌红,苔少而干,脉细数为阴虚之象,故辨证为心肾不交证。

102. 答案:D 解析:心肾不交证的治法是滋阴降火,交通心肾。心胆气虚证须益气镇惊,痰热扰心证须清化痰热,心脾两虚证须补益心脾,肝火扰心证须疏肝泻火。

103. 答案:E 解析:治疗心肾不交证,首选六味地黄丸合交泰丸加减。归脾汤加为心脾两虚证首选,安神定志丸、酸枣仁汤为心胆气虚证首选,黄连温胆汤为痰热扰心证首选。

104. 答案:D 解析:患者受凉后出现呕吐,吐胃内容物及清水,辨病为呕吐。外邪犯胃,中焦气滞,浊气上逆,则见呕吐,胸脘满闷;风寒外束,卫阳被郁,腠理闭塞,则恶寒发热,头身疼痛,无汗,口不渴;舌苔白腻,脉濡缓为风寒外袭之象,故诊断为外邪犯胃型呕吐。

105. 答案:A 解析:外邪犯胃证的治法是疏邪解表,化浊和中。消食化滞,和胃降逆用于食滞内停证;温中化饮,和胃降逆用于痰饮内阻证;温中健脾,和胃降逆用于脾胃阳虚证;疏肝理气,和胃降逆用于肝气犯胃证。

106. 答案:A 解析:治疗外邪犯胃证,首选藿香正气散加减。理中丸为脾胃阳虚证首选,小半夏汤为痰饮内阻证首选,四七汤为肝气犯胃证首选,保和丸为食滞内停证首选。

107. 答案:D 解析:患者左乳外上象限出现无痛性包块,质硬表面欠光滑,表皮呈橘皮样改变,诊断为乳岩。乳痈初起常有乳头皲裂,哺乳时感觉乳头刺痛,伴乳汁郁积或结块,乳房局部肿胀疼痛,皮色不红或微红,患乳肿块逐渐增大,局部疼痛加重,皮色掀红,皮肤灼热,同侧腋窝淋巴结肿大压痛。乳房红肿疼痛第 10 天左右,肿块中央渐软,按之应指有波动感,穿刺抽吸有脓液。乳癖是单侧或双侧乳房疼痛并出现肿块,肿块大小不等,形态不一,边界不清,质地不硬,活动度好。乳腺增生病表现为乳房内有多个形态不规则、多呈片块状、条索状或颗粒状结节的肿块,边界不清,与皮肤及深部组织无粘连,推之能活动,多有压痛、乳房胀痛、乳头溢液。乳核肿块多发于一侧,形如丸卵,表面坚实光滑,边界清楚,活动度好,可推移。

108.答案:C 解析:肝郁气滞,气血凝结乳络又兼脾失健运,痰湿内生,气滞痰凝结聚,则情志不舒,胸闷胁胀,苔薄,脉弦,故辨证为肝郁痰凝证。

109.答案:A 解析:治疗肝郁痰凝证,首选神效瓜蒌散合开郁散加减。二仙汤合开郁散为冲任失调证首选,八珍汤为正虚毒炽证首选,人参养荣汤为气血两亏证首选,参苓白术散为脾虚胃弱证首选。

110.答案:A 解析:患者经期洗冷水浴后即出现经前或经行腹痛半年,诊断为痛经。寒凝血瘀,气血运行不畅,不通则痛,故见行经期间小腹冷痛,拒按,得热痛减;血行瘀滞,则月经量少;瘀血内阻,则经色暗,有血块;寒邪凝滞,则畏寒肢冷,面色青白;舌暗苔白,脉沉紧为寒凝血瘀之象,故诊断为寒凝血瘀型痛经。

111.答案:D 解析:寒凝血瘀证的治法是温经散寒,化瘀止痛。补肾益精,养血止痛用于肾气亏损证;清热除湿,化瘀止痛用于湿热瘀阻证;理气行滞,化瘀止痛用于气滞血瘀证;益气养血,调经止痛用于气血虚弱证。

112.答案:B 解析:治疗寒凝血瘀证,首选少腹逐瘀汤或温经散寒汤。膈下逐瘀汤为气滞血瘀证首选,黄芪建中汤、圣愈汤为气血虚弱证首选,益肾调经汤为肾气亏损证首选。

113.答案:A 解析:麻毒入于气分,正气与毒邪抗争,驱邪外泄,皮疹依序透发于全身,达于四末,出现高热、神烦等,根据患者症状可诊断为麻疹邪入肺胃证(出疹期)。初热期可见发热、咳嗽、喷嚏、流涕等肺卫证。收没期可见麻疹依次回退,热退咳减,精神转佳,胃纳渐

增等。邪毒闭肺可见高热烦躁,咳嗽气促,鼻翼扇动,喉间痰鸣,疹点紫暗,甚则面色青灰、口唇紫绀。邪陷心肝可见高热不退,烦躁谵妄,皮肤疹点密集成片,色泽紫暗,甚则神昏、抽搐等。

114.答案:C 解析:治疗麻疹邪入肺胃证(出疹期),首选清解透表汤。解肌透痧汤为丹痧邪侵肺卫证首选,宣毒发表汤为麻疹邪犯肺卫证(初热期)首选,透疹凉解汤为风痧邪热气营证首选,清胃解毒汤为水痘邪炽气营证首选。

115.答案:B 解析:麻疹典型皮疹自耳后发际及颈部开始,自上而下,蔓延全身,最后达于手足心。

116.答案:C 解析:根据患者慢性咳嗽、咳痰20多年,活动后气急,双肺散在干、湿啰音,白细胞总数增高,胸部 X 线示双肺中下叶纹理增粗,可诊断为慢性阻塞性肺疾病。支气管哮喘表现为反复发作的喘息、气急、胸闷或咳嗽,发作时双肺可闻及散在或弥漫性、以呼气相为主的哮鸣音,呼气相延长,可有嗜酸性粒细胞增多,胸部 X 线示两肺透亮度增加,呈过度充气状态。支气管扩张症表现为长期慢性咳嗽、咳脓痰或反复咯血症状,肺部听诊有固定性、持久不变的湿啰音,杵状指(趾),X 线检查示肺纹理增多、增粗,排列紊乱,其中可见到卷发状阴影,并发感染出现气液平面。肺炎链球菌肺炎表现为寒战、高热、咳嗽、咳黏液血性或铁锈色痰,伴病侧胸痛,呼吸困难,急性热病容,患侧呼吸运动减弱、触觉语颤增强、叩诊呈浊音或实音、听诊呼吸音减低或消失,并可出现支气管呼吸音。X 线早期仅见肺纹理增粗、紊乱,肺实变期呈肺叶、肺段分布的密度均匀阴影,并在实变阴影中可见支气管气道征,肋膈角可有少量胸腔积液征。支气管内膜结核表现为刺激性咳嗽,反复痰中带血、呼吸困难、喘鸣和胸部不适,出现变化较快的肺不张、局限性肺气肿,一侧或两侧肺脏反复出现支气管播散病灶,时大时小的张力性空洞或空洞内

有气液平面,肺内无明显病灶,但痰抗酸染色阳性,多部位支气管损害,管腔狭窄、扭曲、变形。

117. 答案:E 解析:胸片可作为确定肺部并发症及排除其他肺部疾病的检查。

118. 答案:D 解析:细菌感染是导致慢性阻塞性肺疾病急性加重的最重要原因,故控制感染是最主要的治疗措施。

119~120 答案:B、C 解析:茵陈蒿汤清热利湿,治疗阳黄热重于湿。茵陈五苓散利湿化浊,治疗阳黄湿重于热。茵陈术附汤健脾和中,温化寒湿,治疗阴黄。鳖甲煎丸活血化瘀,逍遥散疏肝扶脾。

121~122 答案:B、C 解析:尿浊的主症是小便混浊如米泔水,血淋的主症是小便时尿道刺痛有血。小便点滴短少,小便点滴不通,为癃闭之表现。小便有血,但无尿痛,为尿血之表现。

123~124 答案:A、E 解析:百合固金汤滋阴润肺,功用在肺,主治阴虚肺热咳血。无比山药丸补益肾气,功效在肾,主治肾虚不固录血。

125~126 答案:B、A 解析:鼓胀是因肝脾受伤,疏泄运化失常,气血交阻致水气内停,临床表现以腹胀大如鼓、皮色苍黄、脉络暴露为主。情志不畅致肝气郁结,气机不利,饮食不节、素有脾虚,导致脾胃运化失常,气血不足,而肝、脾与肾生理上关系密切,肝脾病变必然累及肾脏,致肾精衰减,以上最终导致气血不运,水饮内停。因此鼓胀的病机重点为肝脾肾三脏功能失调,气滞、血瘀、水饮互结于腹中,与肝脾肾三脏的关系最密切。消渴以多尿、多饮、多食,形体消瘦为主要临床表现。其病因为禀赋不足,饮食失节,情志失调以及劳欲过度,导致肾精不足,脾胃失运,阴精亏虚,虚火上炎,燥热偏胜。肺主气为水之上源,输布津液,胃为水谷之海,受纳腐熟之谷,肾为先天之本,藏精,肾阳虚则虚火内生,致肺燥津伤。脾胃失运,肾精亏虚为消渴最主要的脏腑

病变。因此消渴的病位主要在肺、胃、肾。

127~128 答案:D、A 解析:喘息型慢性支气管炎实际上为慢性支气管炎合并哮喘,故与支气管哮喘的区别是喘息型慢性支气管炎有多年的咳嗽、咳痰史;支气管哮喘与心源性哮喘的区别是,心源性哮喘有心脏疾病的临床表现咳粉红色泡沫样血痰,为左心衰或全心衰引起的肺淤血所致。

129~130 答案:C、D 解析:红丝疔,致病因素包括内外因,外因为皮肤破损,内因为火毒凝聚;失荣,致病因素多为内因,如七情内伤、忧思郁怒等;漆疮,为漆刺激引起,为感受特殊之毒;水火烫伤,为外来伤害;酒齄鼻,致病因素为内因,肺胃火盛等。

131~132 答案:A、D 解析:乳痈多见于产后3~4周的哺乳期妇女。乳癖好发病年龄在25~45岁。乳核好发于20~25岁青年妇女。乳岩发病年龄一般在40~60岁。

133~134 答案:A、D 解析:肛痈的分型论治:①湿热蕴结——清热解毒——仙方活命饮、黄连解毒汤加减;②火毒炽盛——清热解毒透脓——透脓散加减;③阴虚毒恋——养阴清热,祛湿解毒——青蒿鳖甲汤合三妙丸加减。

135~136 答案:E、A 解析:经期产时,感染邪毒,搏结胞宫,直接损伤冲任,导致妇科疾病。气血失调,脏腑功能失常,冲任功能失常,间接损伤冲任,导致妇科疾病。

137~138 答案:D、E 解析:月经过少肾虚证,选归肾丸补肾为主。月经过少血虚证,选滋血汤补血为主。

139~140 答案:B、C 解析:产后发热血瘀证,治以活血祛瘀清热,方用生化汤;产后发热血虚证,治以养血益气退热,方用补中益气汤。

141~142. 答案:B、D 解析:乳食食入量偏少可导致气血生化不足,乳食食入量过多又可导致食伤脾胃,因此小儿出现脾胃病时,应注意喂养史。传染病鉴别时,应询问预防接种

史,包括卡介苗、麻疹减毒活疫苗、脊髓灰质炎减毒活疫苗、白喉类毒素疫苗的预防接种情况,记录接种年龄和反应等。

143~144. 答案:A、B 解析:常见的汗证有四种:①肺卫不固:以自汗为主,或伴盗汗,以头部、肩背部汗出明显,动则尤甚,神疲乏力,面色少华,平时易患感冒。舌淡,苔薄,脉细弱。②营卫失调:以自汗为主,或伴盗汗,汗出遍身而不温,微寒怕风,不发热,或伴有低热,精神疲倦,胃纳不振,舌质淡红,苔薄白,脉缓。③气阴亏虚:以盗汗为主,常伴自汗,手足心热。

145~146. 答案:D、A 解析:《八脉交会穴歌》:"后溪督脉内眦项"、"列缺任脉行肺系"。

147~148. 答案:B、E 解析:常用的骨度分寸有前发际至后发际12寸;胫骨内侧髁下方(内辅骨下廉)至内踝尖13寸;前两额发角之间9寸,耳后两乳突之间9寸;脐中至横骨上廉(耻骨联合上缘)5寸;肩胛骨内缘至中线3寸,两肩胛骨内缘间为6寸。

149~150. 答案:C、D 解析:足太阳膀胱经从头顶入颅内络脑,再浅出沿枕项部下行。足厥阴肝经沿大腿内侧,上入阴毛中,环绕阴器,再上行抵达小腹。足少阳胆经沿胁肋内下行至腹股沟动脉部,经过外阴部毛际横行入髋关节部。

考前自测卷(二)

第一单元

1. 答案:C 解析:中医认为,人体是一个有机的整体。人体的结构相互联系,不可分割;人体的各种功能相互协调,彼此为用;在患病时,体内的各个部分亦相互影响。同时,人和环境之间相互影响,是一对不可分割的整体。其余各项为整体观念的具体体现。

2. 答案:C 解析:心为阳中之阳;肝为阴中之阳;脾为阴中之至阴;肺为阳中之阴;肾为阴中之阴。

3. 答案:D 解析:"金曰从革","从革"是指"变革"的意思,引申为具有沉降、肃杀、收敛等性质或作用的事物,都归属于金。"木曰曲直",凡具有生长、生发、条达、舒畅等性质或作用的事物,都归属于木。"火曰炎上",凡具有温热、向上等性质或作用的事物,都归属于火。"土爰稼穑",凡具有生化、承载、受纳等性质或作用的事物,都归属于土。"水曰润下",凡具有滋润、下行、寒凉、闭藏等性质或作用的事物,都归属于水。所以D应属于水。

4. 答案:E 解析:五行相生次序:木生火,火生土,土生金,金生水,水生木。"生我"者为母,"我生"者为子。五行相克次序:木克土,土克水,水克火,火克金,金克木。"克我"者为"所不胜","我克"者为"所胜"。

5. 答案:C 解析:心藏神,具有主宰人体五脏六腑、形体官窍的一切生理活动和人体精神意识、思维活动的功能。故《素问·灵兰秘典论》说:"心者,君主之官也,神明出焉。"无论生理活动还是心理活动,都是五脏六腑尤其是五脏共同完成的,都是人体的生命活动。在这些生命活动中,心起着主宰作用,故历代医家皆称心为人身之君主,五脏六腑之大主。

6. 答案:C 解析:肝的生理特性是升、动、散、疏,可使气的运行通而不滞。肝的疏泄功能正常,则气的运动疏散通畅,血的运行和津液的输布也随之畅通无阻;如果肝失疏泄,则气的升发不足,气机的疏通和发散不力,因而气行郁滞,气机不畅,出现胸胁、少腹等胀痛不适。

7. 答案:D 解析:人体的血液化生于脾,贮藏于肝,通过心以运行全身。人的精神、意识和思维活动,虽由心所主,但与肝的疏泄功能亦密切相关。所以与血液和神志关系最密切的是心和肝。

8. 答案:D 解析:《灵枢·本输》:"三焦者……属膀胱,是孤之腑也。"张景岳注:"于十二脏之中,惟三焦独大,诸脏无与匹者,故名曰是孤之腑也。"三焦是十二脏腑中最大的腑,称为"孤腑"。

9. 答案:B 解析:气具有推动、温煦、防御、固摄、气化作用。温煦作用指阳气气化生热,温煦人体。《难经·二十二难》曰:"气主煦之",是说气是人体热量的来源。人的体温需要气的温煦作用来维持恒定。

10. 答案:E 解析:宗气贯心脉而行气血,说明宗气贯注于心脉之中,可以帮助心脏推动血液运行;宗气走息道而司呼吸,说明宗气可以推动肺的呼吸。宗气旺盛则呼吸调畅,血液正常流动。由此可见宗气是联结心和肺两脏使其功能协调平衡的中心环节,故《灵枢·邪客》云:"宗气积于胸中,出于喉咙,以贯心脉而行呼吸焉。"

11. 答案:B 解析:精泛指人体中一切有用的成分。既包括无形之精气,也包括有形之精,如先天之精、后天水谷之精等。有形之精可助血液生成,无形之精气可推动血液运行,使血液可以完成其生理功能。血液具有濡养全身脏腑组织的作用,可以使面色红润,肌肉丰满壮实,肌肤和毛发光泽等。

12. 答案:D 解析:津液和血液同源于水谷精微,而且津液不断地渗入孙络,成为血液的组成成分,所以,有"津血同源"之说。

13. 答案:B 解析:手经循行于上肢,足经循行于下肢,阳经循行于四肢外侧,阴经循行于四肢内侧;分布于四肢内侧前缘的称太阴经;分布于四肢内侧中间的称厥阴经;分布于四肢内侧后缘的称少阴经;分布于四肢外侧前缘的称阳明经;分布于四肢外侧中间的称少阳经;分布于四肢外侧后缘的称太阳经。

14. 答案:C 解析:六淫是指风、寒、暑、湿、燥、火六种外感病邪。六气指风、寒、暑、湿、燥、火六种正常的自然界气候。六气太过或不及,非其时而有其气,以及气候变化过于急骤都会使机体不能与之适应,导致疾病发生。这种情况下的六气,便称为"六淫"。

15. 答案:C 解析:暑邪为夏季的火热之邪。大凡夏至以后,立秋以前,自然界中的火热外邪称为暑邪。暑邪具有明显季节性,《素问·热论》曰:"先夏至日者为病温,后夏至日者为病暑"。而且暑邪只有外感没有内生,这是在六淫中独有的。

16. 答案:D 解析:《黄帝内经》认为,人有喜、怒、悲、思、恐五志,也就是五种情绪,这是五脏的功能表现之一。五脏与五志的对应关系是:心主喜、肝主怒、肺主悲、肾主恐、脾主思;怒伤肝、喜伤心、思伤脾、忧伤肺、恐伤肾。

17. 答案:B 解析:气虚无力推动血液运行可形成瘀血,气虚无力统摄血液,可导致血溢脉外为瘀;气行则血行,气滞血亦滞,因此,气滞常可导致瘀血;血得温则行,得寒则凝,故血寒可致瘀血;热入营血,或血与热邪互结,或血液受热煎熬而黏滞,运行不畅,或热邪灼伤脉络,血溢脉外,留于体内,均可形成瘀血。

18. 答案:E 解析:外感病治以发汗,表邪随汗而出,故见热退身凉,此为邪去正安之候,疾病趋于痊愈。

19. 答案:B 解析:阴盛格阳指阳气极端虚弱,阳不制阴,偏盛之阴盘踞于内,逼迫衰极之阳浮越于外,使阴阳不相维系,相互格拒的一种病理状态。究其本质是很重的虚寒证,但由于阴盛而格阳于外,却表现出假热之象,故称之为真寒假热证。

20. 答案:B 解析:寒性病证表现寒象,用温热性质的方药来治疗,称为"寒者热之"。亦即以热药疗寒证。热病见热象,"热者寒之";阴虚见热象,"虚则补之",A、B、C 都是正治法。热病见寒象,"寒因寒用";寒病见热象,"热因热用",D、E 都属反治法。

21. 答案:C 解析:大出血时应以止血为要,因为失血过多会引起生命危险;血止后或流血减少后,才针对引起流血的病因进行治疗,所以大出血证的治则是急则治标。

22. 答案:B 解析:阴虚潮热多见于阴虚证候之中。其特点是午后或夜间发热加重,热势较低,往往仅能自我感觉,体温并不高,多见胸中烦热,手足心发热,故又称"五心烦热"。严重者有热自骨髓向外透发的感觉,则称"骨蒸潮热"。午后热甚多见于阳明腑实证。

23. 答案:A 解析:头部不同部位的疼痛与经络的关系是,头项痛属太阳经病,前额痛连眉棱骨痛属阳明经病,头侧部痛属少阳经病,头顶痛属厥阴经病,头痛连齿属少阴经病。

24. 答案:B 解析:嗜睡则为神气不足而致。如若心肾阳衰,阴寒内盛神气不振,可出现似睡非睡的但欲寐。而 A、C、D、E 常引起失眠。

25. 答案:D 解析:饥不欲食,是患者感觉饥饿而又不想进食,或进食很少,可见于胃阴不足证。A、B 多见善饥;C、E 多见饮食减少。

26. 答案:D 解析:假神是垂危患者出现的精神暂时好转的假象,假神之所以出现,是由于精气衰竭已极,阴不敛阳,阳虚无所依附而外越,以致显露出一时"好转"的假象。这是机体阴阳严重失调的表现。

27. 答案：A 解析：两颧潮红见于虚热证；满面通红见于实热证；面色青灰多属心血瘀阻，血行不畅；面红如妆多为戴阳证，是精气衰竭，阴不敛阳，虚阳上越所致；面黄晦暗为寒湿郁阻所致。

28. 答案：E 解析："五轮学说"：瞳仁属肾，称为"水轮"；黑睛属肝，称为"风轮"；眼睑属脾，称为"肉轮"；两眦属心，称为"火轮"；白睛属肺，称为"气轮"。

29. 答案：C 解析：齿燥如枯骨为肾阴枯涸，不能上荣于齿的表现。A见齿燥如石。B见牙齿干燥。D有胃热或虫积时，牙齿有洞腐臭。E多见牙齿松动稀疏，齿根外露。

30. 答案：D 解析：以脏腑分属诊舌部位，心肺居上，故以舌尖主心肺；脾胃居中，故以舌中部主脾胃；肾位于下，故以舌根部主肾；肝胆居躯体之侧，故以舌边主肝胆，左边属肝，右边属胆。

31. 答案：B 解析：苔质厚薄以"见底"和"不见底"为标准。薄苔多为疾病初起或病邪在表，病情较轻；厚苔多为病邪入里，或胃肠积滞，病情较重；所以苔质的厚薄提示病情的深浅。舌苔的有无提示胃阴的变化；苔色的黄白提示病邪的性质；苔质的润燥提示津液的盈亏变化；舌苔的真假提示胃气的衰败与否。

32. 答案：E 解析：白喉主要表现为进行性梗阻症状，有声音嘶哑或失音、呼吸困难、犬吠样咳嗽、呼吸时有蝉鸣音。梗阻严重者吸气有三四征。

33. 答案：D 解析：胃气以降为顺，食停胃脘，胃气郁滞，胃失和降而上逆，故见嗳气吞酸或呕吐酸腐食物。而其余选项无此特点。

34. 答案：D 解析：正常脉象有胃、神、根三个特点。有神的脉象形态，即脉来柔和。如见弦实之脉，弦实之中仍带有柔和之象；微弱之脉，微弱之中不至于完全无力者都叫有脉神。

35. 答案：B 解析：滑脉为往来流利，如盘走珠，应指圆滑。弦脉为端直而长，如按琴弦，脉势较强而硬。大脉为脉体宽大，但无脉来汹涌之势。数脉为脉率增快，一息五至以上。

36. 答案：B 解析：由腹无压痛，叩之作空声可判断此病证由无形之邪引起，A、C、D、E会出现腹压痛，叩之音浊的表现。

37. 答案：B 解析：亡阳发生在各种原因所致的阳气虚弱以致亡脱的阶段。阳虚固摄无权，故腠理开而汗大出，汗冷，味淡微黏；阳虚则寒，故身凉恶寒，四肢厥冷；人体机能活动低下，则见面色苍白、脉微欲绝等。

38. 答案：E 解析：气滞证，是指人体某一脏腑、某一部位气机阻滞，运行不畅所表现的证候，以胀闷，疼痛，攻窜阵发为主要临床表现。A主要见于虚弱性疾病；B主要见于筋脉失养等病证；C主要见于胃气上逆的病证；D主要见于下焦湿邪为患的病证。

39. 答案：A 解析：热聚体内，迫血妄行，造成皮下出血或大血管出血，可见身热面赤而发斑及咳血、吐血、衄血、月经量多、崩漏等症；血热腐蚀血肉，可见肌肤生疮疖疔痈；血热证可见于外感温热病中，即温热邪毒内传，深入血分，形成卫气营血辨证中的"血分证"。脾虚不能化生水谷精微，不能统摄血液，可见月经量多而色淡。

40. 答案：B 解析：心血虚可见心悸怔忡，失眠多梦，健忘，眩晕，面色淡白或萎黄，唇舌色淡，脉细弱。

41. 答案：C 解析：胃阴不足，则胃阳偏亢，虚热内生，热郁胃中，胃气不和，致脘部隐痛，饥不欲食。胃气上逆，可见干呕呃逆；A主要见于水饮停胃；B、D、E多见于实证、热证。

42. 答案：D 解析：热极生风证，是指热邪亢盛引动肝风所表现的证候。热灼肝经，津液受烁，引动肝风，而见手足抽搐，角弓反张等筋脉挛急的表现。C见于阴虚动风证；A、B、E见于血虚生风证。

43. 答案：E 解析：十八反歌：本草明言十八反，半蒌贝蔹及攻乌，藻戟遂芫俱战草，诸参辛芍叛藜芦。甘草与芫花为相反关系,即两种药物配合应用后,可能发生剧烈的副作用。

44. 答案:B 解析:对于一些矿石贝壳类药物不易出汁的,需要先用水煎15～20分钟;一些含挥发油的芳香药物,久煎容易丧失药效的,就应该在其他药物将要煎好时,再放入煎一二沸;有些粉末或小粒的种子类药物,应该"包煎",以免烧焦或使药汁混浊;有些药物需要"另煎"或"另烊",如人参、阿胶等,再冲入煎好的药汁中饮服;有些药物不必煎煮,如芒硝等,只要将药汁冲入溶化后即可服。白豆蔻属于芳香药物,应后下。

45. 答案:C 解析:蝉蜕散风热,利咽喉,退目翳,定惊痫。菊花疏散风热,明目,清热解毒,平肝阳。柴胡的功效为解表,退热,疏肝郁,升举阳气。蔓荆子散风热,清头目。葛根解表,透疹,生津,止泻。诸药都有疏散风热的作用,但只有柴胡有疏肝解郁的作用,可用于治疗肝气郁结,胁肋胀痛,胸闷,月经不调。

46. 答案:C 解析:石膏的功效为清热泻火,敛疮生肌;芦根的功效为清肺胃热,生津止渴;知母的功效为清热泻火,滋阴润燥;葛根的功效为解表,透疹,生津,止泻;决明子的功效为清肝明目。

47. 答案:A 解析:连翘清热解毒,疏散风热。薄荷疏散风热,清利咽喉,透疹。紫花地丁、蒲公英、半边莲都只能清热解毒,无疏散风热的作用。

48. 答案:C 解析:威灵仙的功效为祛风湿,通经络,止痹痛,消骨鲠。

49. 答案:C 解析:A 燥湿化痰,降逆止呕,消痞散结;外用消肿止痛。B 化湿,止呕,解暑。C 化湿,解暑。D 化湿行气,温中止呕。E 清热化痰,除烦止呕。

50. 答案:E 解析:泽泻利水渗湿,泄热;猪苓利水渗湿,车前子清热利水通淋,渗湿止泻,清肝明目,祛痰止咳;滑石清热利水通淋,清解暑热,收湿敛疮;薏苡仁利水渗湿,健脾,除痹,排脓消痈,用治脾虚水肿。

51. 答案:E 解析:全蝎,辛、平,有毒;吴茱萸辛、苦、热,有小毒;川楝子苦、寒,有小毒;花椒、苦参无毒。结合题干苦寒有小毒,排除A、B、C、D。

52. 答案:D 解析:各选项都有消食的作用,山楂为消化油腻肉食积滞的要药;神曲消食和胃;麦芽主要是促进淀粉类食物的消化;鸡内金既能运脾消食,又能化坚消石;莱菔子善于行气除胀。

53. 答案:B 解析:三七祛瘀止痛,活血定痛。主治出血证,跌打损伤,瘀滞肿痛,为伤科要药。

54. 答案:A 解析:苦杏仁与紫苏子均有止咳平喘、润肠通便的作用,可用于治疗咳嗽气喘,肠燥便秘。苦杏仁降肺又能宣肺;紫苏子降气兼能化痰。

55. 答案:D 解析:龙骨镇惊安神,平肝潜阳,收敛固涩。用治心悸失眠,惊痫癫狂;肝阳眩晕;滑脱诸证;湿疮痒疹,疮疡久溃不敛。注意本品的收敛固涩作用与煅牡蛎相似,同可用于治疗遗精、滑精、遗尿、尿频、崩漏、带下、自汗、盗汗等多种正虚不固、滑脱之证。

56. 答案:E 解析:山药补脾胃,益肺肾,益气养阴。党参补中益气,生津养血。浮小麦止汗,除热。麻黄根止汗。黄芪补气升阳,益卫固表,托毒生肌,利尿消肿。

57. 答案:D 解析:西洋参的功效为润肺止咳,养胃生津。枸杞子的功效为补肾益精,养肝明目,用于肝肾不足,遗精,腰膝酸痛,以及头晕、目眩等症。熟地黄的功效为补血,滋阴。补骨脂的功效为补肾助阳,用于下元虚冷,阳痿,遗精,早泄,腰部酸痛,及小便频数,遗尿等症。山药的功效为补脾胃,益肺肾。

58. 答案:C 解析:九味羌活汤主治外感风寒湿邪,内有蕴热证。功用发汗祛湿,兼清里热。

59. 答案:D 解析:A 峻下热结。B 有温肾益精之功,适用于老年肾虚引起的大便秘结。C 泄热破瘀,散结消肿,主治肠痈初起。D

润肠泄热,行气通便,主要为肠胃燥热,津液不足引起的大便干结。E 峻下逐水。

60. 答案：B 解析：逍遥散的药物组成：柴胡、当归、白芍、白术、茯苓、生姜、薄荷、炙甘草。

61. 答案：E 解析：题中五个方剂的药物组成如下。乌梅丸：乌梅、细辛、干姜、黄连、当归、附子、蜀椒、桂枝（去皮）、人参、黄柏。桂枝汤：桂枝（去皮）、芍药、生姜、大枣、甘草。猪苓汤：猪苓（去皮）、茯苓、泽泻、阿胶、滑石。麻黄汤：麻黄、桂枝、杏仁、甘草。芍药汤：芍药、当归、黄连、黄芩、大黄、木香、甘草、槟榔、肉桂（官桂为上等肉桂）。

62. 答案：E 解析：竹叶石膏汤的组成：竹叶、石膏、半夏、麦门冬、人参、粳米、甘草。

63. 答案：B 解析：吴茱萸汤的组成药物为吴茱萸、人参、生姜、大枣。

64. 答案：A 解析：一贯煎：北沙参、麦冬、当归身、生地、枸杞子、川楝子。芍药汤：芍药、当归、黄连、槟榔、木香、甘草、大黄、黄芩、官桂。归脾汤：白术、当归、白茯苓、炒黄芪、远志、龙眼肉、酸枣仁、人参、木香、甘草。当归补血汤：黄芪、当归。当归四逆汤：当归、桂枝、芍药、细辛、甘草、通草、大枣。

65. 答案：D 解析：补中益气汤：黄芪 18 克、甘草 9 克、人参（去芦）6 克、当归身（酒焙干或晒干）3 克、橘皮（不去白）6 克、升麻 6 克、柴胡 6 克、白术 9 克。

66. 答案：E 解析：当归补血汤主治证候为血虚阳浮发热证。包括肌热面赤,烦渴欲饮,脉洪大而虚,重按无力。亦治妇人经期、产后血虚发热头痛；或疮疡溃后,久不愈合者。

67. 答案：A 解析：清暑益气汤清暑益气,养阴生津。六一散清暑利湿。竹叶石膏汤清热生津,益气和胃。白虎汤清热生津。生脉散益气生津,敛阴止汗。

68. 答案：E 解析：旋覆代赭汤药物组成及剂量 旋覆花三两、代赭石一两、半夏半升（汤泡）、人参二两、甘草三两（炙）、生姜五两、大枣十二枚（擘）。

69. 答案：D 解析：复元活血汤：柴胡、瓜蒌根、当归、红花、甘草、炮穿山甲、大黄、桃仁。

70. 答案：E 解析：题中五个方剂的药物组成如下。越鞠丸：苍术、香附、抚芎、神曲、栀子。茵陈蒿汤：茵陈蒿、栀子、大黄。保和丸：山楂、神曲、半夏、茯苓、陈皮、连翘、莱菔子。一贯煎：北沙参、麦冬、当归身、生地黄、枸杞子、川楝子。镇肝息风汤：怀牛膝、生赭石、川楝子、生龙骨、生牡蛎、生龟板、生杭芍、玄参、天冬、生麦芽、茵陈、甘草。

71. 答案：D 解析：清燥救肺汤清肺润燥,益气养阴。

72. 答案：B 解析：A 解表化湿,理气和中。B 燥湿运脾,行气和胃。C 益气健脾。D 温中祛寒,补气健脾。E 清利湿热,宣畅气机。

73. 答案：D 解析：五苓散主治膀胱阳气不化而小便不利的蓄水证。桂枝与茯苓、泽泻、猪苓等同用,以助阳化气利水,解表散邪。

74. 答案：C 解析：温胆汤主治胆郁痰扰证：胆怯易惊,头眩心悸,心烦不眠,夜多异梦或呕恶呃逆,眩晕,癫痫,苔白腻,脉弦滑。功效：理气化痰,和胃利胆。

75. 答案：D 解析：枳实消痞丸消痞除满,健脾和胃。

76. 答案：E 解析：发热类型共 6 种。稽留热见于肺炎链球菌性肺炎、伤寒、斑疹伤寒等的发热极期。弛张热见于败血症、风湿热、重症肺结核、化脓性炎症等。间歇热见于疟疾、急性肾盂肾炎等。回归热见于回归热、霍奇金病、周期热等。波状热见于布氏杆菌病。不规则热见于结核病、风湿热、支气管肺炎、渗出性胸膜炎、感染性心内膜炎等。注意区分肺炎链球菌性肺炎（稽留热）与支气管肺炎（不规则热）、重症肺结核（弛张热）与结核病（不规则热）的发热类型；注意风湿热可见两种热型（弛张热、不规则热）。

77. 答案：C 解析：呼气性呼吸困难常表现为呼气费力、呼气缓慢、呼吸时间明显延长,常伴有呼气性哮喘者。常见于慢性支气管炎（喘息型）、慢性阻塞性肺气肿、支气管哮喘、弥漫性泛支气管炎。"三凹征"多见于吸气性呼吸困难。

78. 答案：B 解析：应首选胃镜检查，不仅可以诊断上消化道出血，还能够用药物或者机械的方法止血。A、E检查速度慢，对于急性出血不适合。C、D不用于消化道出血的诊断。

79. 答案：A 解析：浅昏迷为患者随意运动丧失，对周围事物及声、光刺激无反应，对疼痛刺激有反应，但不能唤醒。

80. 答案：E 解析：过清音出现于肺气肿的时候。清音为肺部叩诊音；浊音为含气组织覆盖的实质脏器叩诊音；鼓音为含有大量气体的空腔脏器叩诊音；实音为实质脏器的叩诊音。

81. 答案：B 解析：左锁骨上淋巴结肿大，多表示腹腔内有疾病，如肝、胃、结肠等。右锁骨上淋巴结肿大，表示胸腔内有疾病，如肺、食道等。

82. 答案：B 解析：正常人安静坐位或立位时颈外静脉塌陷，平卧时颈外静脉充盈，充盈水平仅限于锁骨上缘至下颌角的下2/3以内。立位与坐位时颈静脉明显充盈、怒张，或卧位时颈静脉充盈过度，超过正常水平称为颈静脉怒张，提示颈静脉压增高，见于右心衰竭、缩窄性心包炎、心包积液及上腔静脉阻塞综合征。某种原因如情绪激动、用力等导致胸腔或腹腔压力增高时也可见颈静脉怒张。颈静脉搏动见于三尖瓣关闭不全。

83. 答案：C 解析：心脏瓣膜听诊区：①二尖瓣区，位于左侧第5肋间隙，锁骨中线内侧。②主动脉瓣区，位于胸骨右缘第2肋间隙；主动脉瓣第二听诊区，位于胸骨左缘第3、4肋间隙。③肺动脉瓣区，在胸骨左缘第2肋间隙。④三尖瓣区，在胸骨体下端近剑突偏右或偏左处。心脏杂音听诊最响的位置：二尖瓣关闭不全收缩期杂音－心尖部，二尖瓣狭窄舒张期杂音－心尖部；主动脉瓣关闭不全舒张期

杂音－主动脉瓣第二听诊区，主动脉瓣狭窄收缩期杂音－主动脉瓣区；肺动脉瓣关闭不全舒张期杂音－肺动脉瓣区，肺动脉瓣狭窄收缩期杂音－胸骨左缘第2肋间；室间隔缺损收缩期杂音－胸骨左缘第3、4肋间。

84. 答案：B 解析：杵状指（趾）常见于支气管扩张、支气管肺癌、慢性肺脓肿、脓胸以及发绀型先天性心脏病、亚急性感染性心内膜炎等。匙状甲（反甲）常见于缺铁性贫血，偶见于风湿热。指关节变形以类风湿关节炎引起的梭形关节最常见。膝关节变形常见于风湿性关节炎活动期、结核性关节炎。

85. 答案：E 解析：急性出血后，系统会应激地提高血小板数量，加快凝血。A为白细胞、红细胞、血小板均减少。B为血细胞增生速度快，导致血小板生产数量减少。C脾有消灭血小板的功能，亢进时血小板减少。D血小板大量被用于凝血，因此数量降低。

86. 答案：C 解析：胃癌时，癌灶新生血管丰富，因为癌细胞生长迅速，可以造成出血，导致大便潜血试验的持续阳性。溃疡病的大便潜血也会出现阳性，但一般为间断性的出血，不会持续阳性。D、E一般不出血或很少。

87. 答案：E 解析：心电图是用来监测心肌细胞电位变化的一种手段。心功能状态过于复杂，心肌梗死中的休眠心肌和死亡心肌的电活动都很少，只用心电图不能区分。

88. 答案：A 解析：肺气肿的时候，患者两肺含气量增多，扩大，密度降低，会导致肺纹理之间距离增大，压迫膈肌使其下降并且不易上移，肋间隙也会被扩大的肺脏挤压增宽。而中、下肺野毛玻璃样密度增高阴影多见于肺炎患者，主要为炎性渗出而引起的高密度影。

89. 答案：E 解析：心源性哮喘是由于左心衰竭和急性肺水肿等引起的发作性气喘，主要表现为患者入睡后突然因憋气而惊醒，被迫采取坐位，呼吸深快，重者可有哮鸣音。

90. 答案：B 解析：心绞痛以发作性胸痛为主要临床表现，疼痛部位主要在胸骨体上中

段后,可波及心前区,手掌大小范围,甚至横贯前胸,界限不很清楚。常放射至左肩、左臂内侧,达无名指和小指,或至颈、咽或下颌部、牙齿或后背部。

91. 答案:D　解析:胃镜及活检是胃炎诊断的金标准,同时还可确诊胃炎的类型及分期。

92. 答案:C　解析:膀胱炎的感染人群中,女性多于男性,因其尿道口接近肛门,尿道短而宽,性交可致女性尿道口周围的细菌进入膀胱,故育龄妇女易感染膀胱炎。

93. 答案:A　解析:CD_4^+T 淋巴细胞在 HIV 直接和间接作用下,细胞功能受损和大量破坏,导致细胞免疫缺陷。虽然同时还侵犯其他类型免疫细胞,造成单核吞噬细胞、B 淋巴细胞、NK 细胞损伤,及 HIV 感染后的免疫应答异常。最主要的还是 CD_4^+T 淋巴细胞。

94. 答案:C　解析:流行性脑脊髓膜炎冬春季发病,突起高热、头痛、呕吐,皮肤黏膜瘀点、瘀斑,脑膜刺激征;白细胞及中性粒细胞明显升高,脑脊液呈化脓性改变,尤其是细菌学培养阳性及流脑特异性血清免疫检测阳性为确诊的主要依据。其中皮肤黏膜瘀点、瘀斑为流行性脑脊髓膜炎的特征表现,其他化脓性脑膜炎均不见。

95. 答案:A　解析:痢疾杆菌侵袭肠道,导致肠道局部小血管循环障碍,上皮细胞变性坏死、脱落、浅表溃疡形成,出现黏液脓血便。非感染性腹泻呈稀水样便。霍乱可为米泔水样便。肛门病变可为鲜血便。淤胆型肝炎呈灰白色便。

96. 答案:C　解析:病原体通过各种途径进入人体,就意味着感染过程的开始,而临床上是否出现相应的症状、体征,则取决于病原体的致病力和机体的免疫功能。

97. 答案:C　解析:根据《传染病防治法》及其实施细则,将法定传染病分为三类:甲类、乙类和丙类。其中,鼠疫和霍乱属于甲类,风疹和流行性感冒属于丙类,2003 年 4 月卫生部通知,将传染性非典型肺炎列入法定传染病管理,按乙类传染病管理。

98. 答案:C　解析:急性肝炎大多有轻中度肝肿大,质地软,常有触痛或叩击痛,脾可轻度肿大,部分有黄疸。没有胆囊增大。

99. 答案:D　解析:中国古代思想归纳起来主要内容有:①仁爱救人,赤诚济世的事业准则;②不图名利,清廉正直的道德品质;③一心救治,不畏难苦的服务态度;④谦虚谨慎,认真负素的医疗作风;⑤不畏权势,忠于医业的献身精神。

100. 答案:D　解析:不伤害是指在诊治、护理过程中不使病人的身心受到损伤。但是不伤害原则并非是绝对的,有些诊治、护理手段即使符合适应证也会给病人带来躯体上或心理上的一些伤害,不伤害原则要求应努力避免各种伤害的可能,并把伤害减少到最低限度。

101. 答案:E　解析:2002 年 4 月 1 日,荷兰安乐死法律正式生效,成为世界上第一个承认安乐死合法的国家。

102. 答案:B　解析:卫生民事责任是指医疗机构和卫生工作人员或从事与卫生事业有关的机构违反法律规定侵害公民的健康权时,应向受害人承担损失赔偿的责任。承担民事责任的方式有:①停止侵害;②排除妨碍;③消除危险;④返还财产;⑤恢复原状;⑥修理、重做、更换;⑦赔偿损失;⑧支付违约金;⑨消除影响、恢复名誉;⑩赔礼道歉。卫生法所涉及的民事责任以赔偿损失为主要形式。

103. 答案:A　解析:《执业医师法》中规定医师在执业活动中享有下列权利:(一)在注册的执业范围内,进行医学诊查、疾病调查、医学处置,出具相应的医学证明文件,选择合理的医疗、预防、保健方案;(二)按照国务院卫生行政部门规定的标准,获得与本人执业活动相当的医疗设备基本条件;(三)从事医学研究、学术交流,参加专业学术团体;(四)参加专业培训,接受继续医学教育;(五)在执业活动中,人格尊严、人身安全不受侵犯;(六)获取工资报酬和津贴,享受国家规定的福利待遇;(七)对所在机构的医疗、预防、保健工作和卫生行政部门的工作提出意见和建议,依法参与所在机构的民主管理。除 A 其他选项均属于医师享有的权利。

104. 答案:B 解析:医疗事故是指医疗机构及其医务人员在医疗活动中,违反医疗卫生管理法律、行政法规、部门规章和诊疗护理规范、常规,过失造成患者人身损害的事故。此外,医疗技术性事故亦属于医疗事故。

105. 答案:B 解析:胸阳不振,血脉闭阻之胸痛治宜选用温胸阳、通血脉、止痹痛之品。桂枝温通经脉,助阳化气,可用于治疗寒凝血滞诸痛证。A 除解表外,还可宣肺平喘、利水消肿,无温阳之效。C 散寒、通窍、温肺,可用于治疗寒痰停饮、气逆喘咳。D 温中散寒,可用于胃寒呕吐。E 善散阳明经风湿之邪。

106. 答案:A 解析:患者为外感风邪头痛证。治宜选祛风止痛之品。A 活血行气,祛风止痛,为活血调经止痛之要药,辛温升散,善上行头目而止头痛。B 活血调经,凉血消痈,善调妇女经水,为活血化瘀之要药。C 活血行气止痛,解郁清心,利胆退黄。D 活血通经,补肝肾,强筋骨,利水通淋,可用于治疗瘀血阻滞诸证,肾虚腰痛,及淋证、水肿等。E 活血调经,利水消肿。

107. 答案:D 解析:中风后气虚血滞者治宜选用通络能治疗半身不遂之品。地龙长于通络,常与黄芪、当归等同用治疗中风后气滞血瘀之半身不遂。A 息风止痉,平抑肝阳,可用于治疗各种肝阳风动之证。B 善治各种痉挛抽搐。C 息风止痉,攻毒散结,通络止痛。E 善治惊风、癫痫夹有痰热者。

108. 答案:C 解析:患者黄疸,并见尿胆红素阳性,尿胆原阴性,考虑为胆汁淤积性黄疸。且伴右上腹绞痛 2 天,可知为胆道蛔虫症。A、E 属先天性溶血性黄疸。B 不见黄疸;D 为肝细胞性黄疸。

109. 答案:E 解析:糖尿病酮症酸中毒是糖尿病急性并发症,也是内科常见急症之一,多数患者在发生意识障碍前数天有多尿、烦渴多饮和乏力,随后出现嗜睡、呼吸深快,呼气中有烂苹果味是其特征之一,烂苹果味实为丙酮。

110. 答案:D 解析:肺癌临床表现为刺激性干咳及咯血,排除 A。肺脓肿,以咳腥臭浓痰为其表现,排除 B。肺结核有潮热、盗汗、消瘦、咳嗽症状,排除 C。支气管扩张,以长期咳吐大量浓痰、血痰为主,排除 E。粉红色泡沫样痰为急性肺水肿的特征性表现,此患者急性肺水肿可因左心衰引起肺淤血所致。

111. 答案:E 解析:咳嗽、咯痰,痰液放置出现分层现象为支气管扩张的特有临床表现。慢性患者,可伴有杵状指。

112. 答案:B 解析:心尖区听诊有低调的隆隆样舒张中晚期杂音,为风心病二尖瓣狭窄特有体征。

113. 答案:C 解析:当肝细胞严重受损时,凝血因子合成减少,会出现各种出血倾向,如牙龈出血、皮肤紫癜;肝细胞严重受损时,对雌激素灭活能力减弱,使雌激素在体内蓄积,出现肝掌、蜘蛛痣等;腹水、脾大、腹壁静脉曲张,均为门静脉高压的表现,综合患者有乙肝病史,肝脏肿大、质硬、压痛可诊断为肝硬化。

114. 答案:D 解析:网织红细胞绝对值减少,一般无脾肿大,故排除 A。粒细胞缺乏症,是指粒细胞极度缺乏,而无全血细胞减少,排除 B。原发性血小板减少性紫癜,是指血循环中存在抗血小板抗体,使血小板破坏过多,引起紫癜;而骨髓中巨核细胞正常或增多,幼稚化,排除 C。过敏性紫癜,是由过敏原引起,表现为皮肤瘀点,多出现于下肢关节周围及臀部,紫癜呈对称分布、分批出现、大小不等,但可反复发作,排除 E。胸骨后压痛为白血病的一个重要体征,其次骨髓象中原始细胞占 38%,为急性,因全血细胞均减少,诊断为急性白细胞不增多性白血病。

115. 答案:B 解析:本题患者为中风脱证,治疗需益气固本,回阳固脱。督脉经穴多主治疗神志病、热病、腰骶、背部等病证。C、D、E均非治疗中风的必要经脉穴位。任脉总任一身阴经,与全身所有阴经相连,凡精血、津液均为任脉所司,通过灸任脉的穴位使人苏醒。灸法可以扶助元阳。

116. 答案:B 解析:因刺痛明显,所以能判断为局部有瘀血,血瘀腰痛配穴当取膈俞(血会)、次髎。

117. 答案:C 解析:痛无定处,为风痹(行痹)。所谓治风先治血,血行风自灭,所以取血会膈俞和血海穴为首选。

118. 答案:D 解析:此患者为肝阳上亢型眩晕。风池为近部取穴,配肝胆之荥穴行间、侠溪又有息风平降肝阳的作用,肝俞滋补肝阴,此四穴均为对症治疗。

119. 答案:D 解析:心气不足引起的失眠,病位主要在心,所谓五脏有疾也,取之十二原,所以当取心经原穴神门。

120. 答案:B 解析:此类题目一般采用排除法。本次发作,头痛、脉浮紧,以实证为主,所以不用肾俞、膏肓,排除A、E。太渊,肺经原穴,一般也善于治疗肺的虚性病证,排除C。B与D的区别在于B有列缺,列缺是肺经的络穴,四总穴之一,"头项寻列缺",与题干头痛相应。

121. 答案:B 解析:本题为饮食停滞所致胃痛,所选主穴为中脘、内关、足三里。

122. 答案:B 解析:小儿遗尿主要因为肾气不固,膀胱失约造成,所以治疗上当以补肾气,固膀胱为主。穴取肾俞、膀胱俞,针用补法。另取关元,用灸法;取三阴交,用补法。其他选项中的肺俞、胃俞、三焦俞与小儿遗尿的治疗关系不大。

123. 答案:B 解析:鼻渊主穴为列缺、合谷、迎香、印堂、风池,题干要求远部取穴。

124. 答案:C 解析:少泽,小肠经的井穴,治疗产后乳汁不足的首选穴;太溪,肾经的原穴,滋阴潜阳的作用明显;少海,心经的合穴,与本症无关;太渊,肺经的原穴,当用以治疗肺气虚为主的病证。少商,手太阴肺经的井穴,主治咽喉肿痛、鼻衄等肺系实热证。

125～126. 答案:B、E 解析:小肠为"受盛之官"。胆为"中正之官";胃为"受纳之官";大肠为"传导之官";膀胱为"州都之官";三焦为"决渎之官"。

127～128. 答案:D、C 解析:扶正祛邪的临床运用原则:其一是虚证宜扶正,实证宜祛邪。补虚、泻实为其临床运用的特点。其二是应根据邪正盛衰及其在疾病过程中矛盾斗争的地位,决定其运用方式的先后与主次。其三是应注意扶正不留(助)邪,祛邪勿伤正。先祛邪后扶正适用于邪盛为主,正虚不甚;先扶正后祛邪适用于正虚为主,病邪胶痼;扶正与祛邪同用适用于虚实夹杂,正虚邪实;纯虚证用单纯扶正;纯实证用单纯祛邪。

129～130. 答案:C、E 解析:苔的厚薄可测邪气深浅,厚苔转薄,为邪气由深变浅,病情由重转轻;腻苔化松为湿邪渐退;厚苔骤剥为胃气衰败;燥苔转润为阴液渐复;黄苔转白为热邪已退。

131～132. 答案:A、C 解析:肝病日久,两胁胀满,为气滞,舌质瘀斑、瘀点为血瘀证,故为气滞血瘀证;血为气母,血亏则气无所附,终致气脱,产后大出血,继而冷汗淋漓,甚至晕厥,为气随血脱证。

133～134. 答案:C、C 解析:A主治寒痰喘咳,悬饮。B主治咳嗽气喘,肠燥便秘。C主治湿痰、寒痰证;心下痞,结胸,梅核气;胃气上逆呕吐。D主治咳嗽痰多,胸闷不畅;肺痈咳吐脓痰。E主治痰热咳嗽或胃热呕吐。

135～136. 答案:A、D 解析:A回阳救逆,助阳补火,用于亡阳证,阳虚感寒,寒痹证等。B偏于温脾阳,善治脘腹冷痛等。也可用于治疗亡阳证。C为治命门火衰之要药,用于肾阳衰弱的阳痿宫冷,虚喘心悸。D归厥阴经,可散寒止痛,助阳止泻,降逆止呕,疏肝下气,燥湿;故可治疗厥阴经头痛,助阳止泻之功可治疗脾肾阳虚之五更泄泻。E能温肾暖肝,善治寒疝腹痛。

137~138.答案:E、C　解析:紫雪主治温热病,热闭心包及热盛动风证。高热烦躁,神昏谵语,痉厥,口渴唇焦,舌质红绛,苔黄燥,脉数有力或弦数。至宝丹主治痰热内闭心包证。身热烦躁,神昏谵语,痰盛气粗,舌绛苔黄厚腻,脉滑数。苏合香丸主治寒闭证,突然昏倒,不省人事,苔白,脉迟。亦治心腹卒痛,甚则昏厥,属寒凝气滞证。羚角钩藤汤主治热盛动风证。高热不退,烦闷躁扰,手足抽搐,发为痉厥,甚则神昏,舌绛而干,脉弦而数。安宫牛黄丸主治邪热内陷心包证。高热烦躁,神昏谵语,舌强肢厥,舌红或绛,脉数有力,亦治中风昏迷。其中A、B、E均可清热开闭,治疗闭证,然E长于清热解毒,适用于邪热偏盛而身热较重者,A长于息风止痉,适用于热动肝风而痉厥抽搐者,B长于芳香开窍,化浊辟秽,适用于痰浊偏盛而昏迷较重者。结合题干,137题属热闭心包之证,且无痉厥、痰盛等,方选安宫牛黄丸较为适宜;138题所述为寒闭证基本表现,方取苏合香丸。

139~140.答案:B、C　解析:湿啰音局限于肺的某一部位提示局部有病灶,如肺部炎症、肺结核、支气管扩张症、肺癌早期等。两侧肺底部湿啰音多见于心功能不全导致的肺淤血及支气管炎和支气管肺炎。两肺广泛湿啰音多见于急性肺水肿、慢性支气管炎。

141~142.答案:B、D　解析:阻塞性黄疸时,胆汁未能进入消化道,大便因缺少粪胆原而呈灰白色;直肠狭窄时,大便通过直肠时变成细条状。A见于各种感染性或非感染性腹泻。C多见于肠道下段出血。E不是特殊粪便。

143~144.答案:C、D　解析:β₂受体激动剂是缓解哮喘症状的首选药物,吸入型糖皮质激素是长期治疗哮喘的首选药物。

145~146.答案:A、C　解析:中毒型菌痢

的病原治疗,首选药物为喹诺酮类药物,包括环丙沙星和左氧氟沙星等,其次为复方磺胺甲基异噁唑,其他如阿奇霉素、多西环素、庆大霉素和三代头孢菌素等药物也可根据药敏结果选用。霍乱的病原体是霍乱弧菌,革兰染色阴性。四环素族均为广谱抗生素,对多数革兰阳性与阴性菌有抑制作用,对革兰阴性杆菌作用较好。其作用机制主要是阻止氨酰基与核糖核蛋白体的结合,阻止肽链的增长和蛋白质的合成,从而抑制细菌的生长,高浓度时也有杀菌作用。

147~148.答案:A、E　解析:"无恒德者,不可以作医,人命死生之系"出自《省心录·论医》。"启我爱医术,复爱世间人,愿绝名利心,尽力为病人,无分爱与憎,不问富与贫,凡诸疾病者,一视如同仁"出自《迈蒙尼提斯祷文》。

149~150.答案:A、B　解析:劣药包括:①未标明有效期或者更改有效期的;②不注明或者更改生产批号的;③超过有效期的;④直接接触药品的包装材料和容器未经批准的;⑤擅自添加着色剂、防腐剂、香料、矫味剂及辅料的;⑥其他不符合药品标准规定的。假药包括:①国务院药品监督管理部门规定禁止使用的;②依照本法必须批准而未经批准生产、进口,或者依照本法必须检验而未经检验即销售的;③变质的;④被污染的;⑤使用依照本法必须取得批准文号而未取得批准文号的原料药生产的;⑥所标明的适应证或者功能主治超出规定范围的。

第 二 单 元

1.答案:C　解析:感冒的病位在肺卫;基本病机为六淫入侵,卫表不和,肺气失宣。因病邪在外、在表,故尤其以卫表不和为主。

2.答案:B　解析:A是哮证的病理因素;C是哮证有"声"的机理;D、E与哮证关系不大。B才是哮证发作的病因、病机之关键。本

题极易受 A 的误导,应注意对基本概念的理解。

3. 答案:B 解析:实喘的辨证分型是风寒壅肺、表寒肺热、痰热郁肺、痰浊阻肺、肺气郁痹。

4. 答案:E 解析:胸痹与肺气不足及痰热壅肺一般而言关系不大。气滞血瘀、痰热壅肺和阴寒痹阻是胸痹的辨证分型,而心脉痹阻是胸痹的主要病机。

5. 答案:B 解析:不寐肝火扰心证病机为肝郁化火,上扰心神。治法为疏肝泻火,镇心安神,方选龙胆泻肝汤加减。痰热扰心证用黄连温胆汤,心脾两虚证用归脾汤,心肾不交证用六味地黄丸合交泰丸,心胆气虚证用安神定志丸合酸枣仁汤。

6. 答案:C 解析:痰气郁结之癫证的病机为肝气郁滞,脾失健运,痰郁气结,蒙蔽神窍,相应的治疗原则为理气解郁,化痰醒神,代表方为顺气导痰汤。A 用于痰热瘀结之狂证,B 用于火盛阴伤之狂证,E 用于痰火扰神之狂证。

7. 答案:C 解析:肝气郁滞,肝气犯胃则胃脘胀痛,胁为肝之分野,故痛连及两胁,所以胃脘胀痛连及两胁是胃痛肝气犯胃证的临床特征。

8. 答案:C 解析:脾胃虚弱泄泻病机为脾胃虚弱,运化无权,清浊不分。相应的治疗原则为健脾益胃,化湿止泻,代表方剂为参苓白术散。

9. 答案:A 解析:里急后重是痢疾的特异性表现。腹部疼痛、恶心呕吐、大便溏泻、肛门灼热是非特异性表现。

10. 答案:C 解析:热秘用麻子仁丸;气秘用六磨汤;冷秘用温脾汤;气虚秘用黄芪汤;阴虚秘用增液汤,阳虚秘用济川煎。

11. 答案:C 解析:因肝居胁下,经脉布于两胁,胆附于肝,其脉亦循于胁,故胁痛之病,当主要责之于肝胆。

12. 答案:A 解析:瘀血内停,经脉不通则痛。相应的治则为活血化瘀,通窍止痛。因其病位在上,所以选通窍活血汤。

13. 答案:C 解析:中风中脏腑阴闭证是以风夹寒痰内闭,属实。治疗急宜祛邪,相应治法:豁痰息风、辛温开窍。苏合香丸用于因寒邪秽浊,闭阻机窍所致寒闭证,治疗中风中脏腑阴闭证首选苏合香丸。

14. 答案:C 解析:阳水水湿浸渍证病机为:外在水湿之邪浸渍肌肤,壅滞不行,致肢体浮肿不退。内在脾为湿困,阳气不得舒展。由病机得出相应的治法应为健脾化湿,通阳利水。

15. 答案:D 解析:膏淋治以清热利湿、分清泄浊,方用程氏萆薢分清饮。八正散治疗热淋,沉香散治疗气淋,小蓟饮子治疗血淋,无比山药丸治疗劳淋。

16. 答案:C 解析:消渴病并发白内障、耳聋、雀盲,主要病机为肝肾精血不足,不能上承耳目所致,治疗宜滋补肝肾,益精补血,方选杞菊地黄丸。

17. 答案:A 解析:肺癌局部扩展引起胸痛、呼吸困难、咽下困难、声音嘶哑、上腔静脉压迫综合征、Horner 综合征等。

18. 答案:C 解析:胃癌的转移途径有:直接蔓延至相邻器官;淋巴转移至胃旁及远处淋巴结(左锁骨上淋巴结最早最常见);血循转移至其他脏器;种植转移于腹腔、盆腔。

19. 答案:A 解析:急性出血性坏死型胰腺炎时,患者常出现明显脱水与代谢性酸中毒,低钙血症(<2mmol/L)。血糖升高、血清淀粉酶开始升高突然下降、休克表现及腹膜刺激征等都是急性出血性坏死型胰腺炎的常见临床表现。

20. 答案:B 解析:肾病综合征临床表现为:三高一低。三高:尿蛋白 >3.5g/d、水肿、血脂升高;一低:血浆白蛋白低于 30g/L。

21. 答案:A 解析:糖尿病酮症酸中毒见"三多一少"症状加重,恶心、厌食、酸中毒、脱水、休克、昏迷。立即补液为救治的关键性措施;同时予小剂量(短效)胰岛素,纠正酸碱平衡失调(以纠正代谢性酸中毒为主),充分补钾,去除诱因和处理并发症。

22. 答案:D 解析:阳证,皮肤焮热;阴证,皮肤凉或不热。

23. 答案:A 解析:岩性溃疡,疮面多呈翻花如岩穴,有的在溃疡底部见有珍珠样结节,内有紫黑坏死组织,渗流血水,排除 B;附骨疽溃疡,疮口呈凹陷形,常伴漏管形成,排除 C;梅毒性溃疡,其边缘削直而如凿成或略微内凹,基底高低不平,排除 E;褥疮溃疡,初期皮肤紫暗,很快变黑并坏死,滋水,液化,腐烂,排除 D;瘰疬之溃疡,疮口有空腔或伴漏管,疮面肉色不鲜,脓水清稀,并夹有败絮状物,符合此患者症状。

24. 答案:E 解析:中医外科内治法治疗原则即按照外科疾病的发展阶段分别为消、托、补三大法。

25. 答案:D 解析:手指脓肿应从侧方切开,不能从正面切开。

26. 答案:B 解析:疖病好发于项后发迹、背部、臀部,也可以在身体各处散发,排除 A、D;疖病好发于消渴患者、习惯性便秘患者或营养不良患者,排除 C;疖病反复发作,缠绵不愈,排除 E。疖病没有明显的季节性。

27. 答案:A 解析:丹毒初期皮肤见小片红斑,迅速蔓延成大片鲜红斑,边界清楚,高出皮肤,排除 B、C;本病多发于小腿、颜面部,容易复发,排除 D、E。丹毒发病急骤,初起往往先有恶寒发热等。

28. 答案:A 解析:疮疡三陷指疮疡邪毒内攻所出现的火陷、干陷、虚陷三种逆证。火陷见于疮疡的成形期或化脓期,疮顶不高,根盘散漫,疮色紫暗,疮口干枯无脓,但灼热剧痛,并有壮热口渴,便秘尿短,烦躁不安,神昏谵语,舌绛脉数等。治法为凉血清热解毒,养阴清心开窍。

29. 答案:D 解析:气滞热痛,用瓜蒌牛蒡汤;热毒炽盛,用透脓散加味;正虚毒恋,用

托里消毒散。

30. 答案:D 解析:瘿是甲状腺疾病的总称。特点为:发于甲状腺,或为漫肿,或为结节,或有灼痛,良性肿物大多可随吞咽动作上下移动,且为甲状腺疾病的重要体征。

31. 答案:E 解析:第一次发病多在用药后 5~20 天内,重复用药常在 24 小时内发生,短者甚至在用药后瞬间或数分钟内发生。

32. 答案:C 解析:经量正常为 50~80mL。

33. 答案:D 解析:月经先期气虚证以气虚为主证,气虚统血无权,月经量多。色淡质稀、神疲肢软、纳少便溏为气虚之表现。小腹疼痛拒按为实证之表现。

34. 答案:A 解析:痛经湿热瘀阻证治以清热除湿,化瘀止痛。主方为清热调血汤加车前子、薏苡仁、败酱草或银甲丸。

35. 答案:A 解析:实寒证方用温经汤(《妇人大全良方》),虚寒证方用温经汤(《金匮要略》)或艾附暖宫丸,血虚证方用大补元煎,气滞证方用乌药汤,肾虚证方用当归地黄饮。

36. 答案:D 解析:两地汤滋阴清热,主治月经先期。知柏地黄丸调补肝肾、滋阴清热。左归丸滋阴补肾。加减一阴煎滋阴养血清热,主治阴血不足之虚热。保阴煎主治阴虚内热动血之血崩血淋。

37. 答案:B 解析:妊娠恶阻的主要病机是冲气上逆,胃失和降。

38. 答案:C 解析:柴胡疏肝散疏肝气,活血止痛,治疗肝气郁滞证;加味逍遥散疏肝养血健脾,治疗月经不调与产后发热;开郁种玉汤疏肝解郁,调经种子,主治肝郁不孕症;桃红四物汤养血活血,主治血虚兼瘀证;少腹逐瘀汤活血祛瘀,温经止痛,主治少腹瘀血证。

39. 答案:E 解析:左归丸育阴涵阳,适用于真阳不足,精髓亏损之证;归肾丸滋阴养血,填精益髓,用于肾水不足,精亏血少证;保阴煎滋阴清热凉血,用于阴虚内热动血证;固

阴煎滋补肝肾,用于肝肾两亏证;知柏地黄汤滋阴降火,用于阴虚热盛证。阴痒肝肾阴虚证应调补肝肾,滋阴降火,方选知柏地黄汤。

40. 答案:C 解析:新生儿期指的是自胎儿娩出脐带结扎时开始至28天之前。

41. 答案:C 解析:母乳喂养的优点有:①母乳中含有最适合婴儿生长发育的各种营养素,易于消化和吸收,是婴儿期前4～6个月最理想的食物;母乳含不饱和脂肪酸较多,有利于脑发育。②母乳中含有丰富的抗体、活性细胞和其他免疫活性物质,可增强婴儿抗感染能力。③母乳温度及泌乳速度适宜,新鲜无细菌污染,直接喂哺,简便经济。④母乳喂养有利于增进母子感情,又便于观察小儿变化,随时照料护理。⑤产后哺乳可促进母体子宫收缩复原,推迟月经复潮,不易怀孕,减少乳母患乳腺癌和卵巢肿瘤的可能性。

42. 答案:A 解析:指纹的辨证纲要,可以归纳为"浮沉分表里,红紫辨寒热,淡滞定虚实,三关测轻重"。淡主虚、红主寒。

43. 答案:A 解析:小儿肺脏娇嫩,感邪之后,失于宣肃,气机不利,津液不得敷布而内生痰液,痰壅气道,则咳嗽,喉间痰鸣,此为感冒夹痰的病机。

44. 答案:C 解析:积滞乳食内积证乳积者用消乳丸,食积者用保和丸;脾虚夹积证用健脾丸。厌食脾失健运证用不换金正气散,脾胃气虚证用异功散、参苓白术散,脾胃气虚证用养胃增液汤、益胃汤。

45. 答案:E 解析:疳证主要病变部位在脾胃,多由饮食不节,喂养不当,营养失调,疾病以及先天禀赋不足所引起,其基本病理改变是脾胃受损,津液消亡。A、B、C、D可导致小儿呕吐、腹痛、泄泻、厌食、积滞等疾病,但不是疳证的基本病理变化。

46. 答案:E 解析:手足口病的临床表现:发热,口腔黏膜出现分散状疱疹,疼痛明显,破溃后形成溃疡;手掌或脚掌部出现米粒大小疱疹,臀部可受累。疱疹周围有炎性红晕,疱内液体较少。该病以手、足和口腔黏膜疱疹或破溃后形成溃疡为主要临床症状。

47. 答案:A 解析:井穴分布在指、趾末端,为经气所出,如水的源头。一般点刺出血适宜于血热患者,使热从源头祛除,故多取井穴。选项中只有少商为井穴。

48. 答案:E 解析:痢疾、便秘和肠痈皆为大肠的病证。而大肠的下合穴为上巨虚。内庭善于泻胃热;丰隆善于治痰;条口善于治疗肩部疼痛;下巨虚是小肠的下合穴,善于治疗小肠的疾病。

49. 答案:B 解析:后溪为手太阳小肠经的腧穴,为八脉交会穴,通于督脉。

50. 答案:D 解析:入牙齿的经脉有大肠经和胃经。其中胃经入上齿中,大肠经入下齿中。

51. 答案:A 解析:在胸部经脉距前正中线的分布分别为肾经距前正中线2寸,胃经距前正中线4寸,脾经距前正中线6寸。

52. 答案:B 解析:A为足少阴肾经的起止穴;B为足太阳膀胱经的起止穴;C为足少阳胆经的起止穴;D为足厥阴肝经的起止穴;E为足阳明胃经的起止穴。

53. 答案:B 解析:手三里在前臂背面桡侧,当阳溪与曲池连线上,肘横纹下2寸处;而曲池在肘横纹外侧端,前臂骨度分寸为12寸。因此手三里位于曲池穴下2寸处,阳溪穴上10寸处。

54. 答案:B 解析:指切进针法,适用于短针;挟持进针法,适用于长针;舒张进针法,适用于皮肤松弛部位,尤其是腹部;提捏进针法,适用于皮肤浅薄部位,如印堂穴;针管进针法,少痛,适用于儿童及惧针者。

55. 答案:A 解析:根据循行所过,主治所及,除间使属于三焦穴外,以上诸穴皆属于胆经穴,均可治疗口苦、胁肋疼痛等症。因阳陵泉为八会穴中的筋会,所以可以用来治疗筋脉失养的病证。

56. 答案:C 解析:曲池、合谷和风池都可以治热病、疟疾,而能治疗项背强急的穴位只有大椎穴。因为循行所过,主治所及。

57. 答案:B 解析:中风中经络的主穴是委中、尺泽、内关、三阴交、水沟、极泉;中脏腑主穴是内关、水沟。

58. 答案:B 解析:足少阳经主治侧头、耳病、胁肋病,手少阳经主治侧头、目病、耳病、胁肋病。

59. 答案:B 解析:风热袭肺,肺失清肃,肺气上逆,故咳嗽;风热熏蒸,故痰黄黏稠;肺气失宣,鼻窍不利,津液为热邪所灼,故鼻流黄涕,卫气被遏,肌表失于温煦,故恶风。辨证属风热犯肺证,治以疏风清热,宣肺化痰。杏苏散润燥止咳,主治风燥伤肺。止嗽散疏风散寒,主治风寒咳嗽。二陈汤燥湿化痰,主治痰湿咳嗽。清金化痰汤清热化痰,主治痰热咳嗽。

60. 答案:D 解析:外感风寒,外闭皮毛,内遏肺气,肺气不得宣畅,气机壅阻,上逆作喘,伴胸闷;肺津不布,聚成痰饮,随肺气逆于上,故咯痰色白清稀;风寒犯表,凝滞经络,经气不利,故头痛;寒性收引,腠理闭塞,故无汗;舌苔薄白,脉弦紧,亦为感受风寒之征。辨证属风寒壅肺证,治以宣肺散寒,方用麻黄汤。

61. 答案:E 解析:心气不足,阴血暗耗,血行瘀滞,故胸闷隐痛,心悸气短,倦怠懒言,面色少华,头晕;舌脉均为气阴两虚之象。辨证属气阴两虚证,治以益气养阴,活血通脉。枳实薤白桂枝汤主治阴寒凝滞,参附汤合右归饮主治阳气虚衰,瓜蒌薤白半夏汤主治痰浊壅塞,血府逐瘀汤主治心血瘀阻。

62. 答案:C 解析:肝气郁滞,脾失健运,痰郁气结,蒙蔽神窍,故表情淡漠,神志痴呆,喃喃自语;舌苔白腻,脉弦滑为痰浊之象。故辨证属痰气郁结,蒙蔽神窍,治以理气解郁,化痰开窍。题中为气郁痰阻,无虚证,排除 A。无血瘀症状,排除 B。题为精神抑郁,非精神狂躁,需解郁,不需安神,排除 D、E。

63. 答案:C 解析:胃脘刺痛,痛有定处

而拒按,为血瘀内停之表现。食后则触动其瘀,故食后痛甚。舌质紫暗,脉涩,为血瘀血行不通之表现。辨证属瘀血停滞。

64. 答案:B 解析:脾胃虚寒,失于温煦,腐熟无力,运化失职,故呕吐未消化食物;脾为后天之本,化源不足,则面色白,倦怠乏力;脾主四肢肌肉,脾胃阳虚则四肢不温;舌淡苔白,脉濡弱均为脾胃阳虚之证。故辨证属脾胃阳虚证,治以温中健脾,和胃降逆,方用理中丸。吴茱萸汤主治胃中虚寒,黄芪建中汤主治虚劳里急。苓桂术甘汤主治痰饮内阻。四君子汤主治脾胃气虚。

65. 答案:B 解析:大便艰涩难下,四肢不温,喜热畏冷,腹中冷痛,腰脊酸冷,小便清长为阳气虚衰,肠道传送无力,阳虚温煦无权之表现。舌淡嫩苔白,脉沉迟为阳虚内寒之象。辨证属阳虚之冷秘,治以温阳通便。

66. 答案:C 解析:患者胁肋隐痛,悠悠不休,诊断为胁痛。肝肾阴亏,精血耗伤,肝络失养,则胁肋隐痛,遇劳加重,头晕目眩;舌红少苔,脉细弦而数为肝病之象,故辨证为肝络失养证。治宜养阴柔肝,代表方是一贯煎加减。

67. 答案:C 解析:病属初起,积犹未久,故软而不坚。气滞血阻,脉络不和,积而成块,故胀与痛并存,固定不移。辨证为气滞血阻。

68. 答案:A 解析:风寒外袭,上犯巅顶,凝滞经脉,则头痛时作,连及项背;遇风尤甚,恶风寒,肢体酸楚,口不渴,舌苔薄白,脉浮均为风寒侵袭之征。辨证属风寒头痛,方用川芎茶调散疏散风寒。芎芷石膏汤治疗风热头痛,羌活胜湿汤治疗风湿头痛,大补元煎治疗肾虚头痛,天麻钩藤饮治疗肝阳头痛。

69. 答案:B 解析:突然昏仆,不省人事,半身不遂,口噤不开,两手握固,肢体强痉,大小便闭,为中风中脏腑闭证;面赤身热,气粗口臭,舌苔黄腻,脉滑数是阳闭证中痰火之象;躁扰不宁,脉弦,为肝风内动之征。故治以开窍化痰,清肝息风之法。

70. 答案:D 解析:湿热蕴结下焦,膀胱气化失司,则便短数,灼热刺痛;尿色黄赤,舌苔黄腻,脉滑数,为湿热之征。辨证属热淋,治以清热利湿通淋。程氏萆薢分清饮分清泄浊,主治膏淋,排除 A。知柏地黄丸滋阴清热,治疗肾阴不足之血淋,排除 B。小蓟饮子凉血止血,治疗血淋,排除 C。沉香散利气疏导,治疗气淋,排除 E。

71. 答案:E 解析:咽中不适,如有物梗阻,为痰气郁结于胸膈之上之状。舌苔白腻,脉沉弦而滑,为肝郁夹痰湿之征。辨证属痰气郁结。

72. 答案:A 解析:口臭,便秘,舌红苔黄腻,脉滑数,为胃热炽盛之表现。辨证为吐血之胃热壅盛证。治以清胃泻火,化瘀止血。白虎汤清热生津,治疗阳明气分热盛,排除 B。玉女煎清胃滋阴,排除 C。失笑散、丹参饮活血祛瘀止痛,排除 D、E。

73. 答案:B 解析:血本属阴,阴血不足则无以敛阳,因而引起发热。头晕眼花,身倦乏力,心悸不宁,面白少华,唇甲色淡,舌质淡,脉细,为血虚之表现。辨证属血虚发热证,治以益气养血。

74. 答案:B 解析:肺炎时,叩诊音为清音或浊音,排除 A。肺水肿时,叩诊音为实音,排除 C。肺癌、肺不张病变部位叩诊音为浊音或实音,排除 D、E。肺结核的病变部位多位于上叶的尖后段和下叶的背段,并易形成空洞;较大的空洞性病变形成后听诊可以闻及支气管呼吸音和湿啰音,叩诊出现鼓音。

75. 答案:D 解析:急进型高血压是指病情一开始即为急剧进展,或经数年的缓慢过程后突然迅速发展。常见于 40 岁以下的青年人和老年人,临床上表现血压显著升高,常持续在 200/130mmHg 以上,眼底检查可见视网膜出血或渗出。常伴随心、脑、肾、胃肠道等靶器官的损伤;此患者头痛、恶心、呕吐、左室肥厚、心肌劳损等均为靶器官损伤的表现。

76. 答案:D 解析:患者胸痛发作频繁,持续时间超过 30 分钟,含服硝酸甘油不能缓解,排除心绞痛可能,排除 A。查心电图示:Ⅱ、Ⅲ、aVF 导联 ST 段弓背抬高,依据心电图及临床表现可诊断急性下壁心肌梗死;广泛前壁心梗,心电图 $V_1 \sim V_6$ 导联 ST 段均应出现异常,排除 E。前间壁心梗心电图应体现在 $V_1 \sim V_3$ 导联 ST 段上,排除 C。急性心包炎患者,应有炎症表现,如发热等症状,排除 B。

77. 答案:C 解析:该患者反复上腹痛 6 年,应怀疑有溃疡病史。腹直肌强直,称为板状腹,为急性弥漫性腹膜炎的特征性表现,多由急性胃肠穿孔或实质性脏器破裂所引起,腹痛剧烈,迅速扩散到全腹,考虑为溃疡穿孔后消化道内容物进入腹腔引起的急性腹膜炎。同时,肝浊音界消失提示穿孔后膈下游离气体。

78. 答案:A 解析:急性肾盂肾炎常有全身(发热,寒战,甚至毒血症状)、局部(明显腰痛、输尿管点和/或肋脊点压痛、肾区叩痛)症状和体征,伴有:①膀胱冲洗后尿培养阳性。②尿沉渣镜检见白细胞管型,除外间质性肾炎、狼疮肾炎等。③尿 N – 乙酰 – β – D – 氨基葡萄糖苷酶(NAG)、尿 β_2 微量蛋白升高。④尿渗透压降低。患者的临床表现符合急性肾盂肾炎的表现。急性膀胱炎表现为尿频、尿急、尿痛,一般少有发热、腰痛,尿白细胞增多,尿细菌培养阳性。急性肾炎急性起病,1 ~ 3 周前有链球菌感染史,典型表现为浮肿,高血压和血尿,不同程度蛋白尿,急性期血清 ASO 滴度升高,总补体及 C3 暂时性下降。慢性肾盂肾炎有反复发作的尿路感染病史,影像学显示肾外形凹凸不平且双肾大小不等,或静脉肾盂造影见肾盂肾盏变形、缩窄,合并持续性肾小管功能损害。肾结核膀胱刺激征多较明显,晨尿结核杆菌培养可阳性,尿沉渣可找到抗酸杆菌,静脉肾盂造影可发现肾结核 X 线征象,部分患者可有肺、生殖器等肾外结核病灶。

79. 答案:A 解析:食欲亢进、心悸、乏力、心脏听诊闻及收缩期杂音、心率增快等均为甲状腺毒症表现;甲状腺Ⅱ度肿大,以及眼征:眼裂增大、呈惊恐貌等均支持甲亢诊断;单纯甲状腺肿,临床表现中没有甲状腺毒症表现,仅为甲状腺肿大,排除 B。神经官能症不会出现甲状腺肿大,排除 C。结核病、风湿热均不会出现甲亢特有的眼征及甲状腺肿大,排除 D、E。

80. 答案:E 解析:胰岛素的主要不良反应为低血糖;血尿素氮成人正常值为 3.2 ~ 7.1mmol/L,二氧化碳结合力正常值 21 ~ 28mol/L,患者检查指标正常,考虑胰岛素使用不当引起低血糖可能性大。

81. 答案:B 解析:看到夹有败絮样物质,首先应考虑瘰疬,此为其典型的临床表现。发以皮肤疏松的部位突然红肿蔓延成片,灼热疼痛,红肿以中心最为明显为典型特点。脐痈以初起脐部微肿,渐大如瓜,脓稠无臭则易愈,脓水臭秽则成漏为临床表现。失荣是以颈部肿块坚硬如石,推之不移,皮色不变,面容憔悴,形体消瘦,状如树木失去荣华为主要表现的肿瘤性疾病。无头疽发于四肢长骨,局部胖肿,附筋着骨,推之不移,疼痛彻骨,溃后脓水淋漓,不易收口。

82. 答案:C 解析:接触性皮炎,是指皮肤或黏膜因接触某些外界致病物质引起的皮肤急性或慢性炎症,排除 A;药物性皮炎,药物通过口服、注射或皮肤黏膜直接用药等途径,进入人体后所引起的皮肤或黏膜的急性炎症,排除 B;热疮,是指发热或高热过程中皮肤黏膜交界处所发生的急性疱疹性皮肤病,排除 D;湿疮,是一种过敏性炎症性皮肤病,排除 E。蛇串疮,是一种皮肤上出现成串水疱,呈身体单侧带状分布,痛如火燎的急性疱疹性皮肤病。

83. 答案:C 解析:牛皮癣好发于颈项部、骶部。皮损初起为有聚集倾向的扁平丘疹,干燥而结实,久之融合成片,皮肤增厚,稍有脱屑,长期搔抓可使皮肤浸润肥厚,呈苔藓化。本病属慢性病,常多年不愈,易反复发作。风热疮的皮损分布以躯干和四肢近端为主,呈

对称性,皮损特征为浅红色或黄褐色斑片,圆形或椭圆形,其长轴与皮纹一致,上覆糠秕状鳞屑,有不同程度的瘙痒。风瘙痒开始只有自觉皮肤瘙痒,而没有任何原发性皮疹,瘙痒呈阵发性,有的患者尚可有灼热或蚁行感,因搔抓、摩擦,而出现抓痕,血痕等;久之可出现色素沉着或色素减退、湿疹样变或苔藓样变,有的可继发感染,有泛发性和局限性之分。白屑风主要发于头皮,重者可见头部弥漫、均匀的糠秕样干燥白屑脱落,自觉痒甚,搔抓时脱落更甚,越搔抓越觉奇痒难止,白屑落而又生,日久则可使毛发失泽、易断落。慢性湿疮多局限于某一部位,表现为皮肤肥厚粗糙,触之较硬,色暗红或紫褐,皮纹显著或呈苔藓样变。皮损表面常附有鳞屑,伴抓痕、血痂、色素沉着,部分皮损可出现新的丘疹或水疱,抓破后有少量渗液。发生于手关节部位者常易出现破裂,自觉疼痛,影响活动。

84. 答案:B 解析:尖锐湿疣损害大小及形状不等。可仅为数个,亦可为多数针头样大的损害;在阴肛部可长成大的肿瘤样物,有压迫感;有恶臭味;有时小的湿疣可出现阴部痛痒不适,病人可出现尿血和排尿困难。故诊断患者患有尖锐湿疣。感受秽浊之毒,毒邪蕴聚,酿生湿热,湿热下注皮肤黏膜而产生赘生物。小便色黄、不畅,舌苔黄腻,脉弦数,均为湿热下注之象。故辨证属尖锐湿疣之湿热下注证,治以利湿化浊,清热解毒,方选萆薢化毒汤。黄连解毒汤主治实热火毒,三焦热盛之证。龙胆泻肝汤主治肝胆实火上炎证。知柏地黄丸主治肝肾阴虚,虚火上炎证。土茯苓合剂主治寻常疣湿热瘀结于肌肤者。

85. 答案:B 解析:肛门直肠指检是目前诊断直肠癌(相当于中医的锁肛痔)最简单、最易行、最基本、最重要的方法。一般可以发现距肛门 7 ~ 8cm 之内的直肠肿物。有报道90% 的直肠肿瘤可通过肛门指检而发现。

86. 答案:C 解析:题干所述为臁疮初期表现。臁疮初期,局部红肿,渗液量少者,宜用

金黄膏薄敷,日一次,亦可加少量九一丹撒布于疮面上,再盖金黄膏。

87. 答案:C 解析:经行不畅,有血块,胸胁、乳房、少腹胀痛,精神抑郁,舌苔薄白,脉弦,为肝郁之表现。治以疏肝解郁、和血调经,方用逍遥散。无肝郁化热之候,排除B。

88. 答案:C 解析:气血两虚崩漏反复发作,气随血去,导致气血两虚,故阴道出血40天不止,量多,色淡,质稀,神倦乏力,面浮肢肿,不思饮食,手足不温,舌淡苔白,脉沉细。辨证属气血两虚,治以补血益气止血,方选固本止崩汤。归脾汤、补中益气汤无固冲止血之功。举元煎益气升提。大补元煎主治肾虚证。

89. 答案:C 解析:肝血亏虚,精血匮乏,泉源枯竭,胞宫无血可下,故出现19岁月经未初潮,头晕耳鸣,腰膝酸软,倦怠乏力,舌淡少苔,脉沉细。辨证属肾阴虚,治以滋肾益阴、养血调经。固阴煎补肾益气、养血调经。大营煎主治虚寒证。调肝汤主治肾气亏损证。大补元煎主治肾气虚证。

90. 答案:E 解析:肝郁气滞,气滞血瘀,瘀滞冲任,血行不畅,经时气血下注冲任,胞脉气血更加郁滞,"不通则痛"。故行经少腹胀痛时显,拒按,伴乳房胀痛,脉弦属肝郁气滞;月经量少月经色暗有块属气滞血瘀。辨证属气滞血瘀证,治以理气化瘀止痛。

91. 答案:E 解析:患者经行时肢体疼痛,诊断为经行身痛。血虚致筋脉失养,不荣则痛;血虚则经血乏源,故月经量少,色淡,质薄;血虚,气血不能上荣头面,则面色无华;舌质淡红,苔白,脉细弱均为血虚之象,故辨证为血虚证。治宜养血益气,柔筋止痛,代表方是当归补血汤加白芍、鸡血藤、丹参、玉竹。

92. 答案:A 解析:带下清冷、量多、质稀,腰酸腿软,为肾阳虚之表现。舌淡苔薄白,脉沉迟,为肾阳虚之候。

93. 答案:A 解析:气虚冲任不固,胎失摄载,故孕后腰酸腹痛。气虚不化,则出血色淡,质稀。气虚中阳不振,则神疲肢倦。清阳不升,则面色白。脉细滑缓为气虚之表现。辨证属气血虚弱。

94. 答案:B 解析:面浮肢肿,肿处皮薄而光亮,按之凹陷不起,腰酸无力,下肢逆冷,为肾虚之表现。舌淡苔白润,脉沉迟为肾阳不足之候。

95. 答案:C 解析:患者有发热症状,排除A。B多无精神方面的症状。D多见壮热神昏,手足抽搐,唇口撮动,牙关紧闭,两眼直视,颈项强直,甚至角弓反张等,本患者尚没有这方面症状。E多有烦躁或委靡、虚烦等精神见症。

96. 答案:C 解析:高热不退,咳嗽喘促,鼻扇,喉中痰声辘辘,口唇紫绀,为痰热闭肺之表现。病机已至肺气闭郁阶段,可与痰热咳嗽相鉴别。"热、咳、痰、喘、扇"是肺炎咳嗽的典型症状。

97. 答案:C 解析:口疮常见风热乘脾、心火上炎、虚火上浮三个证型。其中风热乘脾证与心火上炎证症状相似,但风热乘脾证可见口臭涎多,大便秘结;心火上炎证可见心烦不安,口干欲饮。虚火上浮证虚象明显,不易与此两证混淆。此患儿见口臭涎多,辨证为风热乘脾。

98. 答案:D 解析:积滞是以不思乳食,食而不化,脘腹胀满,嗳气酸腐,大便溏薄、秘结酸腐为特征。本患儿表现与积滞相符合。

99. 答案:C 解析:唇舌爪甲苍白,毛发稀黄,精神委靡,手足欠温,舌淡苔白,指纹淡,为脾肾阳虚之表现。辨证属脾肾阳虚证,治以温补脾肾,益阴养血,方用右归丸。A温补肾阳,化气行水,用于肾虚水肿,腰膝酸软,小便不利,畏寒肢冷。B治疗肾阴虚证。D温中祛寒,补气健脾,常用于急慢性胃肠炎、胃及十二指肠溃疡、胃痉挛、胃下垂、胃扩张、慢性结肠炎等属脾胃虚寒者。E温中补虚,和里缓急,主治中焦虚寒,肝脾不和证。

100. 答案:C 解析:惊风首要辨别急惊风与慢惊风。急惊风为痰、热、惊、风四证俱备,临床以高热、抽风、神昏为主要表现。慢惊风来势缓慢,抽搐无力,时作时止,反复难愈,常伴昏迷、瘫痪等症。此患儿主症为抽搐时轻时重,伴低热,可知为慢惊风。手足心热,易汗出,舌绛少津,苔少,脉细数,皆为阴虚之象,辨证为慢惊风阴虚风动证,治宜育阴潜阳,滋肾养肝,用大定风珠。

101.答案:A 解析:患者大便溏薄迁延日久,近日每日排便 5~6 次,粪质稀薄,伴腹痛、腹胀、进食减少,进食油腻易致发作,可诊断为泄泻。胃痛以上腹近心窝处胃脘部发生疼痛为特征,常伴食欲不振、恶心呕吐、嘈杂泛酸等上消化道症状。腹痛以胃脘以下、趾骨毛际以上部位的疼痛为主要表现。痞满以胃脘痞塞,满闷不舒为主症,并有按之柔软,压之不痛,望之胀形的特点。噎膈是指吞咽食物梗噎不顺,饮食难下,或纳而复出。

102.答案:C 解析:脾虚失运,清浊不分,则大便稀薄,每日 5~6 次;脾气虚弱,失于健运,则腹痛隐隐喜按,进食减少,食则闷胀,自述进食油腻易致发作,辨证为脾胃虚弱证,治宜健脾益气,化湿止泻。芳香化湿,解表散寒用于寒湿内盛证;消食导滞,和中止泻用于食滞肠胃证;温肾健脾,固涩止泻用于肾阳虚衰证;抑肝扶脾用于肝气乘脾证。

103.答案:D 解析:治疗泄泻脾胃虚弱证,首选参苓白术散加减。藿香正气散为寒湿内盛证首选,四神丸为肾阳虚衰证首选,痛泻要方为肝气乘脾证首选,保和丸为食滞胃肠证首选。

104.答案:C 解析:风湿热邪壅滞经脉,气血闭阻不通,则双膝关节游走性疼痛,活动不便,局部灼热红肿,痛不可触,得冷则舒;风热袭表,热郁肌腠,卫表失和,则发热,恶风,汗出,口渴;舌红,苔黄腻,脉滑数为湿热内蕴之象,故辨证为风湿热痹。

105.答案:A 解析:风湿热痹的治法是清热通络,祛风除湿。除湿通络,祛风散寒用于着痹;化痰行瘀,蠲痹通络用于痰瘀痹阻证;散

寒通络,祛风除湿用于痛痹;培补肝肾,舒筋止痛用于肝肾亏虚证。

106.答案:B 解析:治疗风湿热痹,首选白虎加桂枝汤。乌头汤为痛痹首选,独活寄生汤为肝肾亏虚证首选,薏苡仁汤为着痹首选,双合汤为痰瘀痹阻证首选。

107.答案:D 解析:患者左肩背部发现一肿块半年,边界清楚,与皮肤无粘连,中央有一个黑头,挤压后有臭味脂浆溢出,可诊断为脂瘤。疖的特点是肿势局限,范围多在 3cm 左右,突起根浅,色红、灼热、疼痛,易脓、易溃、易敛。有头疽的特点是初起皮肤上即有粟粒样脓头,焮热红肿灼痛,迅速向深部及周围扩散,脓头相继增多,溃烂后状如莲蓬、蜂窝,范围常超过 9~12cm,大者可在 30cm 以上。痈的特点是局部光软无头,红肿疼痛,结块范围多在 6~9cm,发病迅速,易肿、易脓、易溃、易敛,或伴恶寒、发热、口渴等症状。肉瘤的特点是软似绵,肿似馒,皮色不变,不紧不宽,如肉之隆起。

108.答案:C 解析:肿块中间有一个黑头,伴胸膈痞闷,急躁易怒,舌淡,苔腻,脉滑,辨证为痰气凝结证,治法为理气化痰散结,方药为二陈汤合四七汤加减。芩连二母丸合凉血地黄丸为心肾火毒证首选,龙胆泻肝汤合仙方活命饮为痰湿化热证首选,顺气归脾丸为脾统失司证首选,丹栀逍遥散为肝经火旺证首选。

109.答案:D 解析:将脂瘤完整手术切除,是最有效、最根本的治疗方法。

110.答案:A 解析:热毒损伤任带,发为带下,则带下增多,色黄绿如脓,臭秽难闻,小腹疼痛,腰骶酸痛;舌红,苔黄腻,脉滑数为热毒内蕴之象,诊断为带下过多之热毒蕴结证。

111.答案:A 解析:热毒蕴结证的治法是清热解毒。湿热下注证须清热利湿,阴虚夹湿证须滋肾益阴,肾阳虚证须温肾培元,脾虚证须健脾益气。

112.答案:A 解析:治疗热毒蕴结证,首

选五味消毒饮加土茯苓、败酱草、鱼腥草、薏苡仁。龙胆泻肝汤为湿热下注证首选,易黄汤为脾虚证首选,知柏地黄汤为阴虚夹湿证首选,内补丸为肾阳虚证首选。

113. 答案:D 解析:痰热郁闭于肺,则发热面红、咳喘痰鸣、咳嗽痰壅、声高息涌、胸闷、呼吸困难、鼻塞、流涕黄稠;痰热扰神,则夜卧不安;痰热内蕴肠道,则大便秘结;痰热熏灼津液,则小便黄赤;舌红,苔薄黄,脉滑数,指纹紫为痰热内蕴之象,故辨证为痰热阻肺证。

114. 答案:A 解析:痰热阻肺证的治法是清肺涤痰,止咳平喘。解表清里,止咳平喘用于外寒内热证;辛凉宣肺,化痰止咳用于风热郁肺证;养阴清肺,润肺止咳用于阴虚肺热证;清热解毒,泻肺开闭用于毒热闭肺证。

115. 答案:C 解析:治疗哮喘痰热阻肺证,首选麻杏甘石汤合苏葶丸。大青龙汤为外寒内热证首选,沙参麦冬汤为阴虚肺热证首选,黄连解毒汤合麻杏甘石汤为毒热闭肺证首选,苏子降气汤为肺实肾虚证首选。

116. 答案:D 解析:患者右上腹痛,肝肋下3cm,脾肋下2cm,移动浊音阳性。HBs-Ag阳性,B超检查见肝右叶有一直径5cm占位病变,可诊断为原发性肝癌。肝硬化代偿期表现为乏力、食欲减退、腹部不适、恶心、上腹部隐痛、轻微腹泻等,肝功能失代偿期有肝功能损害和门脉高压的表现。肝脓肿表现为发热、肝区疼痛和压痛,B超检查可探到肝内液性暗区。

117. 答案:A 解析:AFP是当前诊断肝细胞癌最特异的标志物。

118. 答案:E 解析:在超声和CT引导下用细针穿刺行组织学检查或细胞学检查,是目前获得2cm直径以下小肝癌确诊的有效方法。

119~120. 答案:D、C 解析:肺痈共分4期。初期的治法是疏风散热,清肺化痰;成痈期的治法是清热解毒,化瘀消痈;溃脓期的治法是排脓解毒;恢复期的治法是清热养阴,益气补肺。

121~122. 答案:D、B 解析:胃痛暴作,畏寒喜暖,脘腹得温则痛减,为寒邪客胃之表现,治法为散寒止痛。胃痛隐隐,喜温喜按,空腹痛甚,得食痛减,泛吐清水,神疲乏力,大便溏薄,为脾胃虚寒之表现,治法为温中健脾。

123~124. 答案:A、D 解析:黄疸的主要诊断依据是目睛黄染,非皮肤发黄。积聚的主要诊断依据是腹内积块,非腹大胀满。胁肋疼痛是胁痛的主症。

125~126. 答案:D、E 解析:淋证是指小便频数短涩,滴沥刺痛,欲出未尽,小腹拘急等症,病位在膀胱、肾。喘证病位在肺。

127~128. 答案:E、D 解析:肝硬化,雌激素灭活障碍可出现蜘蛛痣、肝掌;肝硬化凝血因子合成障碍的时候可出现出血倾向;肾上腺皮质功能减损时,患者面部(尤其眼眶周围)和其他暴露部位,可出现皮肤色素沉着;肝硬化门脉高压时,可出现脾大、腹水、腹壁静脉曲张等,肝硬化肝性脑病时,出现扑翼样震颤。

129~130. 答案:B、D 解析:热痛,皮色红,灼热疼痛,遇冷痛减。寒痛,皮色不红,不热,酸痛,得温则痛减;风痛,痛无定处,忽彼忽此,走注甚速;气痛,攻痛无常,时感抽掣,喜缓怒甚。

131~132. 答案:D、A 解析:螺疗生于指腹部。蛇头疔生于指头顶端。蛇眼疔生于指甲缘。蛀节疔生于手指骨节间。舌肚疔生于指中节前。

133~134. 答案:E、B 解析:男子乳头属肝,乳房属肾;女子乳头属肝,乳房属胃。

135~136. 答案:C、E 解析:月经过少血瘀证,选桃红四物汤活血化瘀。月经过少痰湿证,选苍附导痰丸化痰燥湿。

137~138. 答案:A、C 解析:脆脚:妊娠肿胀发生在脚部。子气:妊娠自三月成胎之后,两足自脚面渐肿至腿膝,行步艰辛,以至喘闷,饮食不美,似水气状,甚至趾间有黄水出者。胞阻:又称妊娠腹痛。妊娠恶阻,又称子病。妊娠肿胀,又称子肿。

139～140. 答案:B、D　解析:产后腹痛血虚证的治法是补血益气,无需活血。产后腹痛血瘀证的治法是活血止痛。

141～142. 答案:A、B　解析:气营两燔证,治以清气凉营,解毒泻火。方选清瘟败毒饮加减。卫气同病是病之初始,用清热透表法即可,方选银翘散。

143～144. 答案:A、B　解析:丹痧西医学称为猩红热。丹痧邪侵肺卫证用解肌透痧汤,毒炽气营证用凉营清气汤,疹后伤阴证用沙参麦冬汤。银翘散用于水痘邪伤肺胃证,清胃解毒汤用于水痘邪炽气营证。

145～146. 答案:B、C　解析:手之三阴,从胸走手;手之三阳,从手走头;足之三阳,从头走足;足之三阴,从足走腹。

147～148. 答案:C、E　解析:手阳明大肠经的五输穴歌:"商阳二三间合谷,阳溪曲池大肠牵。"足少阴肾经的五输穴歌为:"涌泉然谷与太溪,复溜阴谷肾所宜。"所以曲池属合穴,太溪属输穴。

149～150. 答案:A、D　解析:常用的骨度分寸有前发际至后发际12寸;胫骨内侧髁下方(内辅骨下廉)至内踝尖13寸;前两额发角之间9寸,耳后两乳突之间9寸;脐中至横骨上廉(耻骨联合上缘)5寸;肩胛骨内缘至中线3寸,两肩胛骨内缘间为6寸。

考前自测卷(三)

第一单元

1. 答案:D 解析:"辨证"就是把四诊(望诊、闻诊、问诊、切诊)所收集的资料、症状和体征,通过分析、综合,辨清疾病的病因、性质、部位,以及邪正之间的关系,概括、判断为某种性质的证。论治,又称为"施治",即根据辨证的结果,确定相应的治疗方法。A、B、C、E均属于辨证论治中的"论治"。

2. 答案:B 解析:阴阳是宇宙中相互关联的事物或现象对立双方属性的概括。凡趋向于明亮、活动、兴奋、向上、温热、向外、扩散、开放等的事物,均属阳;凡趋向于晦暗、沉静、抑制、向下、寒凉、内向、凝聚、闭阖等的事物,均属阴。青、白属中冷色,属阴。

3. 答案:B 解析:阴阳互根是指一切事物或现象中相互对立着的阴阳两方面,具有互相依存,互为根本的关系。互用是指阴阳双方不断地资生、促进和助长对方。根据这一原则,治疗阳偏衰时,扶阳剂中适当佐以滋阴药,使"阳得阴助而生化无穷";治疗阴偏衰时,滋阴药中适当佐以扶阳剂,使"阴得阳生而源泉不竭"。此即"阴中求阳,阳中求阴"。另《医贯·阴阳论》说:"阴阳又各互为其根,阳根于阴,阴根于阳;无阳则阴无以生,无阴则阳无以化。"

4. 答案:C 解析:人体五官的五行归属为目属木、舌属火、口属土、鼻属金、耳属水。

5. 答案:D 解析:五行相生次序:木生火,火生土,土生金,金生水,水生木。"生我"者为母,"我生"者为子。五行相克次序:木克土,土克水,水克火,火克金,金克木。"克我"者为"所不胜","我克"者为"所胜"。

6. 答案:D 解析:肺主通调水道,是指肺的宣发和肃降运动对体内津液的输布、运行和排泄有疏通和调节作用。通过肺的宣发,能使水液布散全身,外达皮毛,代谢后以汗的形式排泄;通过肺的肃降,使水液生成尿液排出体外。由此可保持水液运行道路通畅,维持机体代谢平衡,所谓"水精四布,五经并行"。若宣发与肃降失调,则可见水液代谢障碍,故肺的通调水道功能主要依赖于肺的宣发与肃降。

7. 答案:B 解析:肾藏精,精化气,只有肾中精气充盈,才能发挥其生理作用。肾可以促进机体的生长、发育和生殖。《格致余论》中说:"主闭藏者肾也,司疏泄者肝也。"说明男子精液的正常排泄,是肝肾二脏合作的结果。肝疏泄功能正常,则精液排泄通畅有度,肝失疏泄,则排精不畅。而气机调畅是女子经血的排泄能否通畅有度的重要条件之一,因而亦受肝主疏泄功能的影响。肝主疏泄与肾主封藏相互制约,影响着女子月经和男子泄精。

8. 答案:C 解析:脉者"血之府也";"骨者髓之府";胆为"中精之府";胞宫有主月经、受孕、孕育胎儿的功能;"脑为元神之府"。

9. 答案:C 解析:人体的气来源于禀受父母的先天之精气、饮食物中的营养物质即水谷之气和存在于自然界的清气。先天精气依赖于肾藏精气的作用,水谷之精气依赖于脾胃的运化功能,存在于自然界的清气依赖于肺的呼吸功能才能吸入。故与气的生成密切相关的脏为肾、脾和肺。

10. 答案:A 解析:气的固摄作用包括四个方面。一是固摄血液,可使血液循脉而行,防止其溢出脉外;二是控制汗液、尿液、唾液、胃液、肠液的分泌排出量以防止其无效流失;三是固摄精液,防止精液妄泄;四是固摄冲任。

11. 答案:C 解析:中气:泛指中焦脾胃之气。正气:与邪气相对而言,是人体正常功能的总称,即人体正常生理活动及所产生的各种维护健康的能力,营气:行于脉中,具有营养作用之气。卫气:卫有"卫护"、"保卫"之义,是行于脉外之气。元气:人体中最基本、最重要的根源于肾的气,又称"真气"。宗气:由肺吸入的清气与脾胃化生的水谷精气结合而成,聚于胸中。元气有推动人体生长发育和生殖,激发和调节各个脏腑、经络等组织器官生理功能的作用,为人体生命活动的原动力。

12. 答案:E 解析:血液的生成与脾关系最为密切。其生成与更新过程还要通过营气和肺的作用。肝藏血,而对其生成无直接作用。

13. 答案:D 解析:津液的代谢包括津液的生成、输布和排泄。津液的生成依赖于脾胃对饮食物的运化功能。津液的输布依赖脾散精和肺通调水道的功能。津液的排泄主要依靠汗液、尿液和呼吸排出的水汽。津液的运行主要依赖肾的蒸腾气化作用。可见,津液维持代谢平衡依赖于气和诸多脏腑一系列生理功能的协调平衡;其中尤以肺、脾、肾之脏的生理功能起着主要的调节平衡作用。

14. 答案:B 解析:运行于脉中的血液,渗于脉外便化为有濡润作用的津液。当血液不足时,可导致津液的病变。失血过多时,脉外之津液渗入脉中以补偿血容量的不足,因而导致脉外津液不足,出现口渴、尿少、皮肤干燥等表现。历代医家有"夺血者无汗""衄家不可发汗""亡血家,不可发汗"之说。

15. 答案:D 解析:手经循行于上肢,足经循行于下肢;阳经循行于四肢外侧,阴经循行于四肢内侧;分布于四肢内侧前缘的称太阴经;分布于四肢内侧中间的称厥阴经;分布于四肢内侧后缘的称少阴经;分布于四肢外侧前缘的称阳明经;分布于四肢外侧中间的称少阳经;分布于四肢外侧后缘的称太阳经。

16. 答案:E 解析:任脉行于腹面正中线,其脉多次与手足三阴和阴维脉交会,能总任一身之阴经,故称"阴脉之海"。奇经八

脉中无胞脉;冲脉,"冲为血海";带脉,约束纵行诸脉;督脉为"阳脉之海"。

17. 答案:C 解析:湿性趋下、重浊、黏滞,易袭阴位,易伤阳气。"黏"即黏腻,"滞"即停滞。湿邪的黏腻停滞主要表现在两个方面:一是指症状多黏滞不爽;二是指湿邪为病多缠绵难愈,病程较长或反复发作。

18. 答案:A 解析:《黄帝内经》认为,人有喜、怒、悲、思、恐五志,也就是五种情绪,这是五脏的功能表现之一。五脏与五志的对应关系是:心主喜、肝主怒、肺主悲、肾主恐、脾主思;怒伤肝、喜伤心、思伤脾、忧伤肺、恐伤肾。

19. 答案:D 解析:邪气是发病的重要条件,正气不足是发病的内部因素。邪正相搏反映了疾病发生、发展变化过程中,正气抗邪和邪气损正的矛盾斗争关系。若正气旺盛,抗邪力强,则病邪难以侵入,即使侵入也不致产生病理反应;若在正邪斗争中,正气亏虚,卫外不固,则邪气乘虚侵袭而发病。若感邪特重,病邪毒烈,致病作用很强,正气则相对不足,亦可导致疾病的发生,邪胜正负则发病。

20. 答案:A 解析:阴或阳的偏盛,主要可见于"邪气盛则实"的病机和病证。阳偏盛,即是阳盛,是指机体在疾病过程中所出现的一种阳偏盛,机能亢奋,代谢活动亢进,机体反应性增强,阳热过剩的病理状态。阴偏盛,即是阴盛,是指机体在疾病过程中所出现的一种阴气偏盛,机能障碍或减退,产热不足,以及病理代谢产物积聚的病理状态。

21. 答案:B 解析:正治,是指逆疾病的临床表现性质而治的一种最常用的治疗法则,即是采用与疾病证候性质相反的方药进行治疗。患者阴邪盛而导致的寒实证,当用寒者热之的方法治疗。虚证当用"虚者补之";热证当用"热者寒之"。阴盛者,以扶阳的方法消退阴盛,称为"阴病治阳";阳盛者,以滋阴的方法制约阳亢,称为"阳病治阴"。

22. 答案:B 解析:畏寒是指患者自觉怕

冷,但加衣被、近火取暖可以缓解,多为里寒证。机体内伤久病,阳气虚于内。或寒邪过盛,直中于里损伤阳气,温煦肌表无力而出现怕冷的感觉。

23. 答案:C 解析:头部不同部位的疼痛与经络的关系是,头项痛属太阳经病,前额痛连眉棱骨痛属阳明经病,头侧部痛属少阳经病,头顶痛属厥阴经病,头痛连齿属少阴经病。

24. 答案:E 解析:善饥多食是患者食欲亢进,食量较多,食后不久即感饥饿,是由于胃火亢盛,腐熟太过,代谢亢盛而致。可见于胃火亢盛、胃强脾弱等证。而 A、D 出现的是饮食减少;C 出现的是饥不欲食;B 还伴有大便溏泻的症状。

25. 答案:E 解析:白色主虚证、寒证、脱血、夺气。淡白无华主气血不足;白主阳虚水泛;苍白主阳气暴脱或阴寒凝滞、大失血证。

26. 答案:D 解析:常色是人在正常生理状态时的面部色泽,有主色、客色之分,中国人的主色为红黄隐隐,荣润光泽,而余皆为病色。

27. 答案:B 解析:目部的脏腑相关部位(2004)"五轮学说":瞳仁属肾,称为"水轮";黑睛属肝,称为"风轮";眼睑属脾,称为"肉轮";两眦属心,称为"火轮";白睛属肺,称为"气轮"。

28. 答案:B 解析:热入营血,热窜血络,迫血妄行,则可见斑疹隐隐,温病发斑是热入营血的特有表现。

29. 答案:A 解析:以脏腑分属诊舌部位,心肺居上,故以舌尖主心肺;脾胃居中,故以舌中部主脾胃;肾位于下,故以舌根部主肾;肝胆居躯体之侧,故以舌边主肝胆,左边属肝,右边属胆。

30. 答案:D 解析:绛舌在外感病为热入营血;在内伤杂病为阴虚火旺。少苔为胃阴不足的表现,阴虚最常见舌绛少苔;热盛常见舌红苔黄;血瘀常见舌色紫暗,有瘀斑瘀点;气虚常见舌淡苔白;痰火常见舌红苔滑腻。

31. 答案:B 解析:白喉病为疫毒内传,里热炽盛而成,其咳声如犬吠,干咳阵作。百日咳多因风邪与伏痰搏结,郁而化热,阻遏气道所致,其特点是咳嗽阵作,咳声连续,是痉挛性发作,咳剧气逆则涕泪俱出,甚至呕吐,阵咳后伴有怪叫,其声如"鹭鸶鸣"。C、D、E 无特殊。

32. 答案:C 解析:哮,是以呼吸急促,喉中痰鸣为特征。喘,是以呼吸急促困难,甚至张口抬肩,鼻翼扇动,端坐呼吸,不能平卧为特点,哮必兼喘,喘未必兼哮,喉中痰鸣为哮的特点,也是两者的主要鉴别点。

33. 答案:A 解析:濡脉浮而细软,如帛在水中,属浮脉类;弱脉极软而沉细,属沉脉类。两者的差别在于脉位的浮沉。

34. 答案:A 解析:按肌肤可从热的甚微而分表里虚实,身热初按甚热,久按热反转轻的,是热在表;若久按其热反甚,热自内向外蒸发者,为热在里;虚阳外越及阴虚证引起的发热都属于里热,同时还会伴见其他症状,如汗出、脉数无力等。

35. 答案:D 解析:实证是对人体感受外邪,或体内病理产物堆积而产生的各种临床表现的病理概括。邪气过盛,正气与之抗争,阳热亢盛,故壮热;实邪内盛,故精神亢奋;实邪积于肠胃则腑气不通,大便秘结;湿热下攻,水湿内停,气化不行,故小便不利;湿热下注膀胱,致小便淋沥涩痛。邪正相争,搏击于血脉,故脉实有力。而五心烦热常见于阴虚的病证,病性属虚。

36. 答案:B 解析:亡阴的根本原因是机体内大量脱失津液,阳相对旺盛,热邪逼迫则汗液外泄,故热汗而黏。虚阳外越则面红;虚热上扰则烦躁不安;阴虚内热则身热肢暖;津枯虚热则脉细数无力。

37. 答案:E 解析:血虚时血液亏虚,脏腑百脉失养,面色、口唇、爪甲失其血色为辨证要点。而 A、B、C、D 除由血虚引起外还可由其他原因引起,如肾精不足、肝郁等,不独见于血虚。

38. 答案：A 解析：血寒证见畏寒，手足或少腹等患处冷痛拘急、得温痛减、肤色紫暗发凉，或为痛经、月经愆期、经色紫暗、夹有血块，唇舌青紫，苔白滑，脉沉迟弦涩等。

39. 答案：B 解析：心肺痹阻证是指心脏脉络在各种致病因素，如寒凝、瘀阻、气滞等作用下导致痹阻不通所出现的证候。心胸憋闷刺痛，痛处不移主要由瘀血阻滞所致。A 表现为冷痛；C 表现为胀痛；D 表现为闷痛；E 表现为隐痛。

40. 答案：A 解析：燥邪犯肺证属于外感，肺阴虚证属于内伤。外感燥邪，可引起发热恶寒等表证，而由于肺脏受损，阴亏的病证不会出现发热恶寒。

41. 答案：B 解析：畏寒是肾阳虚的表现；小便失禁是肾气虚而致肾气不固的表现；呼多吸少是肾不纳气；男子精少不育是肾精不足；腰膝酸软多是肾阴虚。

42. 答案：D 解析：若肾水不足，心火失济，则心阳偏亢，或心火独炽，下及肾水，致肾阴亏于下，火炽于上，出现心肾水火既济失调则出现心肾不交证。心阳偏亢，心神不宁，故心烦心悸；水亏阴虚，骨髓不充，脑髓失养，则多梦健忘；腰为肾府，失于阴液濡养，则腰膝酸软；水亏火亢则五心烦热。惊悸不宁病位在心，多与情绪有关，或由气血阴阳亏虚，心神失养，或邪扰心神引起。

43. 答案：D 解析：十九畏歌：硫黄原是火中精，朴硝一见便相争，水银莫与砒霜见，狼毒最怕密陀僧，巴豆性烈最为上，偏与牵牛不顺情，丁香莫与郁金见，牙硝难合京三棱，川乌草乌不顺犀，人参最怕五灵脂，官桂善能调冷气，若逢石脂便相欺，大凡修合看顺逆，炮爁炙煿莫相依。歌中官桂与赤石脂属于相畏关系。

44. 答案：B 解析：巴豆辛、热，有大毒，多配入丸散应用，外用适量。

45. 答案：A 解析：蔓荆子散风热，清利头目；葛根解表，透疹，生津，止泻；柴胡解表、退热，疏肝解郁，升举阳气；升麻发表透疹，清热解毒，升举阳气；白芷祛风解表，止痛，消肿排脓，燥湿止带。

46. 答案：A 解析：芦根的功效为清热泻火，生津止渴，除烦，利尿，止呕。无止汗、止泻、燥湿作用。

47. 答案：A 解析：玄参的功效为清热凉血，滋阴，泻火解毒。

48. 答案：B 解析：银柴胡清虚热，除疳热。胡黄连退虚热，除疳热，清湿热。柴胡解表退热，疏肝解郁，升举阳气。牡丹皮清热凉血，活血祛瘀。赤芍清热凉血，散瘀止痛。黄连善清心火，泻胃火。白薇清热凉血，利尿通淋，解毒疗疮。秦艽祛风湿，通络止痛，退虚热，清湿热。

49. 答案：D 解析：威灵仙祛除风湿，治骨鲠；白花蛇祛风通络，定惊止痛；羌活祛风解表，祛风湿，止痛，用于风湿痹痛，尤以风湿痹痛在身半以上者为宜；独活祛除风湿，散寒解表，用于风湿痹痛，尤以下部之风湿痹痛为适宜；防己祛除风湿，利水消肿。

50. 答案：C 解析：草果燥湿温中，除痰截疟。其余各药虽也有治疟作用，但常山、青蒿、柴胡性寒，槟榔治湿热泻痢，均不适宜寒湿偏盛之疟疾。结合题干，选择草果最为妥当。

51. 答案：E 解析：茯苓利水渗湿，健脾，化痰，宁心安神。泽泻利水渗湿，泄热。猪苓利水渗湿。车前子清热利水通淋，渗湿止泻，清肝明目，祛痰止咳。薏苡仁利水渗湿，健脾，除痹，排脓消痈，健脾利水，用治脾虚水肿。A、B、C、D、E 均有利水的作用，但薏苡仁还有排脓消痈的作用，可用于治疗肺痈、肠痈。

52. 答案：A 解析：附子的功效为回阳救逆，温脾肾，散寒止痛。药性刚燥，走而不守，能上助心阳以通脉，中温脾阳以健运，下补肾阳以益火，是温里扶阳的要药；干姜的功效为温中，回阳，温肺化痰，善温脾胃之阳而除里寒；丁香温中降逆，温肾助阳；吴茱萸温中止痛，降逆止呕，杀虫，能温中下焦；小茴香理气止痛，调中和胃。

53. 答案:B 解析:三七祛瘀止血,活血定痛。

54. 答案:B 解析:川芎的功效为活血祛瘀,祛风止痛,善"上行头目",功能祛风止痛,为治头痛的要药;羌活祛风解表,祛风湿,止痛;细辛发散风寒,祛风止痛,温肺化饮;白芷祛风解表,止痛,消肿排脓,燥湿止带;吴茱萸温中止痛,降逆止呕,杀虫,能温中下焦。

55. 答案:B 解析:苦杏仁苦,微温。有小毒。归肺、大肠经。功效止咳平喘,润肠通便。

56. 答案:E 解析:朱砂清心镇惊,安神解毒。磁石镇惊安神,平肝潜阳,聪耳明目,纳气平喘。龙骨镇惊安神,平肝潜阳,收敛固涩。牡蛎重镇安神,潜阳补阴,软坚散结。琥珀镇惊安神,活血散瘀,利尿通淋。

57. 答案:C 解析:白术与苍术二药均能健脾燥湿,可治脾失健运,湿浊中阻证。但白术善补气,并能固表止汗、益气安胎,用治气虚自汗、气虚胎动不安等。苍术燥湿力强,尤宜于湿盛不虚者,还能祛风湿、发汗解表、明目,用治风湿痹痛、外感风寒湿表证,以及夜盲症等。

58. 答案:C 解析:止嗽散的组成:桔梗、荆芥、紫菀、百部、白前、甘草、陈皮。

59. 答案:E 解析:麻子仁丸的组成药物:麻子仁、白芍、枳实、大黄、厚朴、杏仁。

60. 答案:D 解析:方中柴胡清透少阳半表之邪,从外而解,为君;黄芩清泄少阳半里之热,为臣。二者相伍和解少阳。

61. 答案:B 解析:清营汤主治证为热入营分证。身热夜甚,神烦少寐,时有谵语,目常喜开或喜闭,口渴或不渴,斑疹隐隐,脉细数,舌绛而干。本方证乃邪热内传营分,耗伤营阴所致。邪热传营,伏于阴分,入夜阳气内归营阴,与热相合,故身热夜甚。

62. 答案:E 解析:玉女煎清胃热,滋肾阴。清气化痰丸清热化痰,理气止咳。蒿芩清胆汤清胆利湿,和胃化痰。温胆汤理气化痰,和胃利胆。清胃散清胃凉血。

63. 答案:E 解析:四逆汤的组成药物为炙甘草、干姜、生附子。

64. 答案:B 解析:一贯煎:北沙参、麦冬、当归身、生地黄、枸杞子、川楝子。

65. 答案:B 解析:甘温除热法为金元时期李杲所创,旨在应用性味甘温的药物治疗虚损劳倦引起的发热,其代表方剂为补中益气汤。

66. 答案:C 解析:天王补心丹的主治阴虚血少,神志不安证。心悸失眠,虚烦神疲,梦遗健忘,手足心热,口舌生疮,舌红少苔,脉细而数。

67. 答案:C 解析:半夏泻心汤:半夏、黄芩、干姜、人参、黄连、大枣、炙甘草。苏子降气汤:紫苏子、半夏、当归、炙甘草、前胡、厚朴、肉桂、苏叶、生姜、大枣。两方共有的药物是半夏、炙甘草、大枣。

68. 答案:E 解析:补阳还五汤中重用黄芪,大补脾胃之元气,使气旺血行,瘀去络通,为方中君药。

69. 答案:E 解析:消风散的组成药物:当归、生地、防风、蝉蜕、知母、苦参、胡麻仁、荆芥、苍术、牛蒡子、石膏、甘草、木通。

70. 答案:C 解析:清燥救肺汤的组成为霜桑叶、煅石膏、甘草、人参、胡麻仁、阿胶、麦冬、杏仁、枇杷叶。桑叶、杏仁、沙参、浙贝母是桑杏汤的主要药物。半夏、人参、麦冬是麦门冬汤的主要药物。

71. 答案:D 解析:三仁汤的组成为杏仁、滑石、通草、白蔻仁、竹叶、厚朴、生苡仁、半夏。方中杏仁宣利上焦气机,白蔻仁宣畅中焦气机,薏苡仁渗利下焦气机,共为君药。三子养亲汤组成为紫苏子、白芥子、莱菔子。

72. 答案:A 解析:实脾散的组成为厚朴、炒白术、木瓜、木香、草果仁、大腹子、附子、白茯苓、干姜(炮)、炙甘草。真武汤的组成为茯苓、芍药、白术、生姜、附子。

73. 答案:B　解析:甘露消毒丹主治湿温时疫,邪在气分。症见发热困倦,胸闷腹胀,肢酸,咽肿,颐肿,口渴,身黄,小便短赤,淋浊,吐泻,舌苔淡白或腻或干黄者。其功用为清热解毒,利湿化浊。

74. 答案:A　解析:保和丸的药物组成为山楂、神曲、半夏、茯苓、陈皮、连翘、莱菔子,不包括生麦芽。

75. 答案:D　解析:A 主治湿热痢疾。B 主治表证未解,邪热入里证。身热,下利臭秽,胸脘烦热,口干作渴,喘而汗出,舌红苔黄,脉数或促。C 主治气虚,外感风寒湿表证。D 是寒热并用之剂,专治寒热夹杂的蛔厥症。或久利不止。E 主治肾泻脾泻。

76. 答案:E　解析:发热的病因分感染性和非感染性;肺结核是由抗酸杆菌感染引起,排除 A。肺炎及急性肾盂肾炎是由细菌及各种病原微生物感染引起,排除 B、C。伤寒是由伤寒杆菌感染引起,排除 D。血清病是抗原-抗体反应引起,为非感染性发热疾病。

77. 答案:E　解析:吸气性呼吸困难表现为吸气费力、三凹征等,多提示喉、气管与大支气管狭窄与阻塞。呼气性呼吸困难表现为呼气费力,呼气时间明显延长,多见于下呼吸道阻塞疾病。A、B、C、D 均为下呼吸道阻塞疾病。

78. 答案:D　解析:各种使肝细胞广泛损害的疾病均可发生黄疸,比如病毒性肝炎、肝硬化、中毒性肝炎、钩端螺旋体。恶性疟疾可以引起大量的血细胞破坏,导致溶血性黄疸。

79. 答案:A　解析:是否到过传染病流行地区应属于社会经历,书写于个人史中。

80. 答案:A　解析:阿托品中毒引起双侧瞳孔变大,排除 B。脑炎、脑外伤引起双侧瞳孔大小不等,排除 D、E。酒精中毒很少引起瞳孔变化,除昏睡期可引起瞳孔散大,排除 C。吗啡中毒引起双侧瞳孔缩小。

81. 答案:D　解析:佝偻病所致的胸部病变又称鸡胸。胸骨特别是胸骨下部显著前凸,两侧肋骨凹陷,胸廓前后径增大而横径缩小,胸廓上下径较短——鸡胸。有时肋骨与肋软骨交接处增厚隆起呈圆珠状,在胸骨两侧排列成串珠状——佝偻病串珠。前胸下部膈肌附着处,因肋骨质软,长期受膈肌牵拉可向内凹陷,而下部肋缘则外翻,形成一水平状深沟——肋膈沟。严重时可见胸骨下端剑突处内陷,有时连同依附的肋软骨一起内陷而形似漏斗——漏斗胸。

82. 答案:B　解析:肺气肿的时候,患者两肺含气量增多,扩大。因此叩诊的时候为过清音。

83. 答案:D　解析:心尖部舒张期震颤常见于二尖瓣狭窄,排除 A;胸骨左缘第 2 肋间收缩期震颤常见于肺动脉瓣狭窄,排除 B;胸骨左缘第 2 肋间连续性震颤常见于动脉导管未闭,排除 C;胸骨左缘第 2 肋间舒张期震颤较少闻及,排除 E;胸骨右缘第 2 肋间收缩期震颤常见于主动脉瓣狭窄。

84. 答案:B　解析:匙状甲表现为指甲中部凹陷,边缘翘起,较正常变薄,表面粗糙有条纹。常为组织缺铁和某些氨基酸代谢障碍所引起。多见于缺铁性贫血。

85. 答案:A　解析:维生素 B_{12} 和叶酸是合成红细胞核的重要成分,二者缺乏时会造成幼红细胞 DNA 合成障碍,引起巨幼红细胞性贫血,血红蛋白减少。铁缺乏时血红素合成障碍,血红蛋白减少。严重溶血时,血红蛋白降解破坏增多,造成血红蛋白减少。而脱水时,循环血容量减少,血液被浓缩,血红蛋白增多。

86. 答案:D　解析:渗出液细胞计数常大于 $500/mm^3$,比重高于 1.018,黏蛋白定性为阳性,可找到病原菌,液体能自凝。

87. 答案:E　解析:正常 T 波是一个不对称的宽大而光滑的波,前支较长,后支较短;T 波的方向与 QRS 波群主波方向一致;在 R 波为主的导联中,T 波电压不应低于同导联 R 波的 1/10。在 QRS 波群主波向上的导联中,T 波低平、双向或倒置见于心肌缺血、心肌损害、低血钾、低血钙、洋地黄效应、心室肥厚及心室内传导阻滞等，T 波高耸见于急性心肌梗死早期和高血钾，均为病理性表现。

88. 答案：C　解析：浸润型肺结核病变多在肺尖和锁骨下区开始，X 线可见渗出、增殖、播散、纤维和空洞等多种性质的病灶同时存在。A 是原发综合征；B 是胸内淋巴结结核；D 是急性粟粒型肺结核；E 是结核性胸膜炎。

89. 答案：D　解析：风湿性心脏病简称风心病，是风湿性炎症过程所致瓣膜损害，风心病最常累及二尖瓣，重度二尖瓣狭窄常有"二尖瓣面容"，表现为两颧潮红、口唇轻度紧绀，但不是左房室狭窄最重要体征，排除 A。B、E 是肺动脉瓣关闭不全的体征，排除 B、E。听诊心尖区第一心者亢进；如瓣叶铅化僵硬，则第一心音减弱，开瓣音消失，排除 C。心尖已局限性舒张中晚期、低调隆隆样、递增型杂音是二尖瓣狭窄最重要的体征。

90. 答案：A　解析：消化性溃疡最常见并发症有出血、穿孔、幽门梗阻、癌变，其中出血是消化性溃疡最常见的并发症，也是上消化道大出血最常见的病因。

91. 答案：A　解析：急性膀胱炎常见的症状有尿频、尿急、尿痛、脓尿和终末血尿，甚至全程肉眼血尿。严重者膀胱由于炎症刺激发生痉挛而不能贮存尿液，频频排尿无法计数，出现类似尿失禁的现象。

92. 答案：B　解析：缺铁性贫血的原因有需要增加而摄入不足、吸收不良、消耗过多等，而各种原因引起的慢性失血是缺铁性贫血最常见的原因。

93. 答案：D　解析：传染病与其他疾病相区别的基本特征有四个：有病原体、有传染性、有流行病学特征和有感染后免疫。发热可以由感染性原因也可以由非感染性原因引起，并不是传染病的基本特征。

94. 答案：A　解析：流行性出血热在发热期主要表现为感染中毒症状、毛细血管损伤和肾脏损害，此期体温可达 39℃～40℃，热型多

为弛张热或稽留热，一般持续 3～7 日；全身中毒症状见高度乏力，周身酸痛——"三痛"（头痛、腰痛、眼眶痛），常伴较突出的胃肠道症状；毛细血管损伤见"三红"征——颜面、颈部及上胸部弥漫性潮红如酒醉貌；颜面和眼睑浮肿，眼结膜充血，球结膜水肿。

95. 答案：A　解析：伤寒菌血液培养，病程第 1 周阳性率最高，可达 80%，以后逐渐下降，病程的任何阶段都可获得阳性结果。

96. 答案：D　解析：霍乱的实验室检查包括一般检查——血液检查、尿液检查、粪便常规；血清学检查；病原学检查——粪便涂片染色、悬滴检查、增菌培养、PCR。特异性核酸检测是细菌性痢疾的实验室检查之一。

97. 答案：C　解析：急性重型肝炎病情发展迅速，2 周内出现极度乏力，严重消化道症状，出现神经、精神症状，表现为嗜睡、烦躁和谵妄等，排除 D；黄疸急剧加深，胆酶分离，排除 A；有出血倾向，排除 B；出现急性肾衰竭，排除 E；肝浊音界进行性缩小。

98. 答案：D　解析：高危人群存在下列情况两项或两项以上者，应考虑艾滋病的可能：①近期体重下降 10% 以上；②慢性咳嗽或腹泻 3 个月以上；③间歇或持续发热 1 个月以上；④全身淋巴结肿大；⑤反复出现带状疱疹或慢性播散性单纯疱疹感染；⑥口咽念珠菌感染。A、B、E 均支持艾滋病的诊断。结合艾滋病的临床表现，艾滋病在 4 期主要出现 5 种表现，其中神经系统症状主要表现有头痛、癫痫、进行性痴呆和下肢瘫痪等，故 C 也支持艾滋病诊断。艾滋病对皮肤黏膜造成的损害主要是肿瘤和感染等，并不出现出血症状，故皮肤黏膜出血不能作为艾滋病诊断的依据。

99. 答案：D　解析：医患关系基本模式是主动－被动型、指导－合作型、共同参与型。主动－被动型，有利于发挥医生的主观能动性，但排除了患者的能动性。指导－合作型，是广泛存在的一种医患关系方式，双方在医疗活动中都是主动的，医生有权威性，可以指导

患者,患者接受医生的指导。共同参与型,是医生和患者有近似同等的权利,共同参与医疗的决定和实施。

100. 答案:A　解析:B 家属无承诺,即使患者本人知情同意也不得给予手术;E 只经患者同意即可手术;此两种说法太绝对,C、D 为错误做法。

101. 答案:B　解析:社会舆论、内心信念、传统习俗是医德评价的方式;医德评价的标准是疗效标准、社会标准和科学标准。

102. 答案:E　解析:《医师资格考试暂行办法》第二条,医师资格考试是评价申请医师资格者是否具备执业所必需的专业知识与技能的考试。

103. 答案:E　解析:药品管理法规是以药品管理作为对象,以药品的质量为核心,具体规定药品研制、生产、经营、使用、价格、广告、监督、检验等活动的规范化的法律文件的总和。

104. 答案:B　解析:《突发公共卫生事件应急条例》第五条,突发事件应急工作,应当遵循预防为主、常备不懈的方针,贯彻统一领导、分级负责、反应及时、措施果断、依靠科学、加强合作的原则。

105. 答案:E　解析:阴虚燥热见干咳、口干舌燥者,治宜选滋阴生津润燥之品。A 大寒,主治壮热烦渴。B 清热生津,善治热病烦渴。C 清肺润燥,善治热病口渴、肺热燥咳等。D 清热燥湿,主治湿温暑热。E 滋阴润燥,可治阴虚燥热。

106. 答案:B　解析:患者有内痰作祟的临床表现,提示食少难消与咳嗽痰多、胸闷并见。A 善消油腻肉食积滞。B 除消食除胀外,尚可降气化痰。C 尤宜外感食滞者。D 广泛用于米面、薯芋、肉食等各种食滞。E 能促进淀粉性食物的消化。

107. 答案:C　解析:党参补中益气;黄芪补气升阳,益气固表,托疮生肌,利尿退肿;鹿茸补督脉,助肾阳,生精髓,强筋骨;还具有托

疮毒之功。续断补肝肾,强筋骨,续伤折,治崩漏,用于肝肾不足等证;何首乌补肝肾,益精血,润肠通便,解毒,截疟,用于肝肾不足等证。此症状提示为肝肾阳虚,并有疮疡不敛的症状,选用鹿茸最为合适。

108. 答案:D　解析:肝管和胆总管收集肝内和胆囊内胆汁汇入胆管,胆管和胰管共同开口于十二指肠乳头;胰头癌时,肿瘤阻塞胆管,无胆汁进入消化道,故可见黄疸进行性加重、大便持续变白;急性病毒性肝炎、肝硬化、肝癌、胆总管结石时,也可出现黄疸,但重度黄疸时考虑胰头癌可能性大。

109. 答案:D　解析:本题考查意识障碍的几种临床分型的区别。嗜睡:患者可被唤醒,能正确回答问题是最轻的意识障碍,排除 A。意识模糊:嗜睡、对事物失去正确的判断力,排除 B。昏睡不属于意识障碍的类型,排除 C。浅昏迷:不能被唤醒,但有生理反射;深昏迷:生理反射消失,可出现病理反射,排除 E。

110. 答案:C　解析:胸骨下部显著前突,两侧肋骨凹陷,形似鸡胸,为佝偻病所致的特征性胸部病变,多见于儿童。有时肋骨与肋软骨交接处增厚隆起,在胸骨两侧排列成串珠状,称为佝偻病串珠。

111. 答案:D　解析:铁锈色痰为肺炎球菌性肺炎特有临床表现。

112. 答案:A　解析:房性期前收缩通常无需治疗。当有明显症状或因房性期前收缩触发室上性心动过速时,应给予治疗。治疗药物包括 β 受体阻滞剂普萘洛尔、普罗帕酮、莫雷西嗪等。

113. 答案:C　解析:酒精中毒患者,昏睡期时可出现双侧瞳孔散大,排除 A。药物中毒、心功能不全患者不会出现双侧瞳孔不等大表现,排除 B、E。高血压脑出血以及脑血栓患者均可出现双侧瞳孔不等大,但患者高血压病史多年,未坚持服药,情绪激动后出现双侧瞳孔不等大,昏迷,考虑为高血压脑出血可能性

大,排除 D。

114. 答案:D　解析:有机磷农药中毒患者临床表现有:①毒蕈碱样表现,主要为瞳孔缩小、心跳减慢等;②烟碱样表现,主要为肌肉纤颤甚至全身肌肉强直性痉挛。

115. 答案:A　解析:A 阳明经穴,功可镇静止痛,通经活络,清热解表。主治呼吸系统疾病如感冒、头痛、咽炎、扁桃体炎。D 阳明经穴,主治咳嗽、咯血、咽干、咽喉肿痛等肺系热性病。本题为感冒,为外邪侵袭肺卫所致,治疗应祛风解表,又太阴、阳明互为表里。

116. 答案:E　解析:患者男性,出现了面瘫症状,应选择主要循行于面部的经脉进行针刺治疗。首选手足阳明经。

117. 答案:A　解析:A 为多气多血之经脉,可疏通经络,调理气血。B 治疗头面五官病、神志病等。C 治疗神志病、热病、腰骶、背部等病证。D 伴湿热证时选用。E 伴眩晕肌肉萎缩严重时选取。本题为痿证,治疗以祛邪通络,濡养筋脉为主。

118. 答案:D　解析:心慌头晕,多由于心脏不适造成,所以取穴应首选心经和心包经,正所谓"经脉所过,主治所及",宁心安神,补益心气,调理气机。

119. 答案:C　解析:A 合谷镇静止痛,通经活络,清热解表;丘墟疏肝利胆,消肿止痛,通经活络。B 内庭主治胃热诸证;三阴交治疗腹胀、腹泻等脾胃虚弱证。C 阳陵泉通调气机外,尚辅肝之原穴太冲、肝之募穴期门,以疏肝理气;足三里,配期门有疏肝理气,宽胸利气的作用。D 内关主为调理心气,疏导气血;行间主治肝经风热病证头目疾患。E 足临泣主治头痛、目赤肿痛、乳痈、瘰疬、胁肋痛;曲池泄热之力较强。题中症见两胁胀痛,口苦,为肝郁气滞;恶心呕吐,为肝气犯胃。治疗应疏肝理气,和胃降逆。

120. 答案:A　解析:胁肋部是胆经循行经过的地方,所以治疗上当取足少阳胆经为主,因肝与胆相表里,故应同时配合足厥阴肝经。

121. 答案:D　解析:A 胃俞功为健脾养胃;合谷功可镇静止痛,通经活络,清热解表。B 肝俞功用为疏肝利胆,理气明目。内关主治心痛胃疼、翻胃呕吐、心悸怔忡、失眠、胸闷等症。C 三焦俞可通调三焦水道;公孙可健脾益胃。E 关元俞可治腰腿痛,腹泻;三阴交功用为健脾和胃,调理气血,通经活络。D 命门可滋补肾阳,培元固本;关元功用为培补元气。本题患者为泄泻之五更泻。治疗应温肾健脾,固肾止泻。

122. 答案:B　解析:入下齿中的经脉是手阳明大肠经,上述选项中只有 A、B 包含治疗下牙痛的常用阳明经穴位合谷,所以答案非 A 即 B。根据口臭及便秘症状,判断本症与胃热有关,所以当取胃经荥穴,以泻胃热,所以取内庭穴。

123. 答案:B　解析:患者痛经为血行不畅,妨碍瘀血正常排出所致。治法应化瘀止痛。中极穴为任脉重要穴位,主治痛经。次髎主治月经不调诸证。地机为脾经郄穴,主治月经不调,痛经,崩漏等妇科病证。故三穴合用,可治疗患者痛经。

124. 答案:D　解析:题述为晕厥实证。人中,归经督脉,可开窍醒神;合谷,有镇静之功效;足三里可补气养血,滋养神窍;中冲,心包经井穴,能调阴阳经气之逆乱,为治疗昏厥之要穴。本题患者为肝气上冲,神明失养所致晕厥。

125~126. 答案:E、B　解析:肾为气之根:肾有贮藏精气的作用,肾中精气乃元气之根本。肾主先天之气,后天得先天则生生不息,肾为五脏六腑之本,人体之气生化之源。肺为气之主:肺为五脏中与气关系最密切的内脏,且肺对全身气机起到调节作用。肺在机体新陈代谢过程中不断地从自然界摄取清气,排出体内浊气。

127~128. 答案:D、C　解析:胆:主储藏、排泄胆汁;主决断。胃:受纳、腐熟水谷。小肠:受盛化物;主液,泌别清浊。大肠:主津、主传导糟粕。膀胱:储存和排泄尿液。

129~130. 答案:C、D 解析:小儿指纹络脉的长短反映着病情的轻重。病情越重,络脉越长。络脉仅显于风关,是邪气初入,病情轻浅;络脉达于气关,为病情发展,病位较深;络脉达于命关,为邪深病重;若络脉透过三关直达指端,称为透关射甲,病多凶险。

131~132. 答案:C、D 解析:热邪壅肺证可见咳嗽,痰稠色黄,气喘息粗,壮热口渴甚则心烦,鼻翼扇动,或胸痛咳吐脓血腥臭痰;燥邪犯肺证可见肺失宣降,干咳痰少,鼻咽口舌干燥等。

133~134. 答案:E、C 解析:A 清利湿热,利胆退黄。B 利湿去浊,祛风除痹。C 利湿退黄,清热解毒,散瘀止痛,化痰止咳。D 清热利湿止痒。E 除湿退黄,利尿通淋,解毒消肿。

135~136. 答案:A、B 解析:归脾汤益气补血,健脾养心。参苓白术散益气健脾,渗湿止泻。

137~138. 答案:A、D 解析:血府逐瘀汤活血祛瘀,行气止痛。复元活血汤主治因跌打损伤,致瘀血停滞,使得气机受阻,肝气不舒,胸胁疼痛,有活血祛瘀,疏肝通络的功用。

139~140. 答案:A、D 解析:发绀指单位容积血液中还原血红蛋白增多,使皮肤、黏膜呈青紫色,其常见部位为舌、唇、耳郭、面颊和指侧。心力衰竭的时候,肺内气体交换出现障碍,因此可以引起脱氧血红蛋白升高。口角歪斜多由于神经系统病变引起,脑血管病可以引起脑部病变,因此可出现。

141~142. 答案:B、D 解析:正常成人尿量为 1000~2000mL/24h,尿量 >2500mL/24h 为多尿,尿量 <400mL/24h 或 <17mL/h 为少尿,尿量 <100mL/24h 为无尿。

143~144. 答案:B、A 解析:左心功能不全时,肺循环淤血,患者咳粉红色泡沫样痰;咳铁锈色痰为肺炎球菌肺炎特有的临床表现。

145~146. 答案:A、E 解析:甲状腺肿大时,如无其他不适,采用口服药物保守治疗;如若压迫气管,引起呼吸困难时,应及时采取外科手术治疗,以免患者窒息死亡。

147~148. 答案:B、D 解析:医患关系是具有道德意义较强的社会关系,反映的是医患关系本质。医患关系的内容可分为技术方面的关系和非技术方面的关系两部分。

149~150. 答案:A、C 解析:《传染病防治法》第三条,本法规定的传染病分为甲类、乙类和丙类。甲类传染病是指鼠疫、霍乱。乙类传染病是指传染性非典型肺炎、艾滋病、病毒性肝炎、脊髓灰质炎、人感染高致病性禽流感、人感染 H7N9 禽流感、麻疹、流行性出血热、狂犬病、流行性乙型脑炎、登革热、炭疽、细菌性和阿米巴性痢疾、肺结核、伤寒和副伤寒、流行性脑脊髓膜炎、百日咳、白喉、新生儿破伤风、猩红热、布鲁菌病、淋病、梅毒、钩端螺旋体病、血吸虫病、疟疾。

第二单元

1. 答案:C 解析:内伤咳嗽属于邪实与正虚并见,病理因素主要为"痰"与"火"。痰有寒热之别,火有虚实之分;痰火互为因果。

2. 答案:B 解析:咳嗽、喘证、肺痈可以有气喘的表现但不伴有痰鸣;痫证虽然也偶有异常的声音——口中如作猪羊叫声,而非痰鸣。哮病具有发作性痰鸣、气喘这两个特点。

3. 答案:A 解析:虚喘之肺气虚证气阴两虚,治法益气养阴。生脉散益气阴,补肺汤补益肺气。

4. 答案:D 解析:本病是风热毒邪壅滞于肺,热壅血瘀,血败肉腐,以致肺叶生疮形成脓疡。血瘀肉腐是其基本的病理,所以常用治法中,化瘀有助于痈疡消散。

5. 答案:E 解析:癫狂的基本病机是阴阳失调,情志抑郁,痰气上扰,气血凝滞。外感风寒是与癫狂发病无关的病因病机。

6. 答案:B 解析:其临床表现为胃脘隐隐作痛,似饥而不欲食,口燥咽干,五心烦热,消瘦乏力,欲饮,大便干结,舌红少津,脉细数。

7. 答案:E 解析:痢久不愈或反复发作,不但损伤脾而且影响及肾,导致脾肾亏虚,形成下痢不止。

8. 答案:B 解析:热秘用麻子仁丸;气秘用六磨汤;冷秘用温脾汤;气虚秘用黄芪汤;阴虚秘用增液汤,阳虚秘用济川煎。

9. 答案:B 解析:胁痛的常见病因有情志不遂导致肝气郁结;跌仆损伤,饮食不调,外感湿热导致肝胆湿热;劳欲久病导致肝阴不足。

10. 答案:A 解析:黄疸是以目黄、身黄、小便黄为主症的一种病证,其中目睛黄染尤为本病的重要特征。

11. 答案:A 解析:风热头痛治法为疏风清热。芎芷石膏汤有疏风清热之功。天麻钩藤饮平肝潜阳,治疗肝阳头痛,排除 B。大补元煎养阴补肾,治疗肾虚头痛,排除 C。龙胆泻肝汤泻肝胆实火,治疗肝胆实火上扰之头痛,排除 D。半夏白术天麻汤化痰降逆,治疗痰浊头痛,排除 E。

12. 答案:D 解析:中风中脏腑之痰火郁闭证(阳闭证)病机为:肝阳暴涨,阳亢风动,痰火壅盛,气血上逆,神窍闭阻。治法:息风清火,豁痰开窍。因此羚角钩藤汤为首选方剂。

13. 答案:E 解析:水肿脾阳虚衰证病机为中阳不振,健运失司,气不化水。E 有振奋脾阳,温运水湿的作用,其他选项的方药应用病位、病机都不甚合拍。

14. 答案:B 解析:淋证石淋的临床表现为尿中夹砂石,排尿涩痛,或排尿时突然中断,尿道窘迫疼痛,少腹拘急,往往突发,一侧腰腹绞痛难忍,甚则牵及外阴,尿中带血,舌红,苔薄黄,脉弦或带数。

15. 答案:C 解析:内伤发热是指以内伤为病因,脏腑功能失调,气、血、阴、阳失衡为基本病机,以发热为主要临床表现的病证。一般起病较缓,病程较长,热势轻重不一,但以低热为多,或自觉发热而体温并不升高。

16. 答案:C 解析:痹证日久,复感外邪,内舍于心,邪痹心脉,痹阻不通,心血运行不畅,心失所养而悸。

17. 答案:B 解析:心绞痛发作时应选用作用较快的硝酸酯制剂:硝酸甘油,0.3~0.6mg,舌下含服,1~2分钟见效;硝酸异山梨酯,5~10mg,舌下含服,2~5分钟见效。

18. 答案:C 解析:腹水出现前常有腹胀,大量积液使腹部膨隆、腹壁绷紧发亮,状如蛙腹,行走困难,有时膈显著抬高,出现呼吸困难和脐疝。部分患者伴有胸水,多见于右侧,系腹水通过膈淋巴管或经瓣性开口进入胸腔所致。体格检查可有液波震颤及移动性浊音(>1500mL 游离液体)。振水音在胃内有多量液体及气体存留时出现,严重肝硬化大量腹腔积液不出现振水音。

19. 答案:E 解析:肝癌转移途径有淋巴转移、种植转移、血行转移。血行转移又分为肝内血行转移和肝外血行转移,肝内转移最早、最常见,而在肝外转移中,转移至肺的几达半数,其次为肾上腺、骨、主动脉旁淋巴结、锁骨上淋巴结、肾、脑等。

20. 答案:A 解析:血糖是从食物中的碳水化合物分解而来的血液中的单糖,通常仅指葡萄糖。血糖测试结果反映的是即刻的血糖水平。糖化血红蛋白测试反映患者取血前8~12周的血糖控制情况。空腹血糖和餐后血糖反映某一具体时间的血糖水平,容易受到进食和糖代谢等相关因素的影响。

21. 答案:C 解析:急性脑梗死通常在起病24~48小时后 CT 可见闭塞血管低密度病变区,并能发现周围水肿区,以及有无合并出血和脑疝。在 3~5 天内可见缺血性脑水肿高峰期,2~3 周后完全消退。

22. 答案:A 解析:"痒"的病因是热胜、湿胜、虫淫、风胜。

23. 答案:A 解析:膏药现称硬膏——

①太乙膏、千捶膏消肿解毒,均用于红肿热痛明显之阳证疮疡,为肿疡、溃疡通用方。太乙膏偏生肌;千捶膏偏提脓去腐止痛。②阳和解凝膏温经散寒,化痰通络,用于疮形不红不热,漫肿无头之阴证疮疡未溃者。③咬头膏具有腐蚀性,适用于肿疡脓成,不能自破,以及患者不愿接受手术切开排脓者。金黄膏、玉露膏清热解毒、消肿止痛、散瘀化痰,适用于疮疡阳证。油膏现称软膏——①金黄膏长于除湿化痰,对肿而有结块,尤其是急性炎症控制后形成的慢性迁延性炎症更适宜。②玉露膏对焮红灼热明显,肿势散漫者效果较佳。③冲和膏适用于半阴半阳证。④回阳玉龙膏温经散寒,活血化瘀,适用于阴证。⑤溃疡期可选用生肌玉红膏、红油膏、生肌白玉膏。生肌玉红膏适用于一切溃疡;生肌白玉膏适用于溃疡腐肉已净,疮口不敛者,以及乳头皲裂、肛裂等。⑥疯油膏润燥杀虫止痒,适用于牛皮癣、慢性湿疮、皲裂等。⑦青黛散油膏收湿止痒、清热解毒,适用于蛇串疮、急慢性湿疮等皮肤焮红痒痛、渗液不多之症,或痄腮,以及对各种油膏过敏者。⑧消痔膏、黄连膏消痔退肿止痛,适用于内痔脱出、赘皮外痔、血栓外痔等出血、水肿、疼痛之症。

24. 答案:C 解析:砭镰法俗称飞针。现多是用三棱针或刀锋在疮疡患处皮肤或黏膜上浅刺,放出少量血液,使内蕴热毒随血外泄的一种治疗方法。有疏通经络、活血化瘀、排毒泄热、扶正祛邪的作用。适用于急性阳证疮疡,如下肢丹毒、红丝疔及疖、疮、痈肿初起、外伤瘀血肿痛、痔疮肿痛等。

25. 答案:A 解析:颈痈初起多为风热痰毒证,治宜散风清热,化痰消肿。用牛蒡解肌汤或银翘散加减。

26. 答案:C 解析:丹毒的病因病机为素体血分有热,或在肌肤破损处(如鼻腔黏膜、耳道皮肤或头皮等处皮肤破伤,脚湿气糜烂,毒虫咬伤,臁疮等)有湿热火毒之邪乘隙侵入,郁阻肌肤而发。总由血热火毒为患,可挟风热、湿热、肝脾郁火、胎热火毒。

27. 答案:B 解析:乳房的检查方法为:四指并拢,用指腹平放乳头上轻柔触摸;切勿用手指去抓捏,否则会将捏起的腺体组织错误地认为是乳腺肿块。

28. 答案:C 解析:乳痈初起多见乳汁郁积结块,皮色不变或微红,肿胀疼痛。伴有恶寒发热,周身酸楚,口渴,便秘,苔薄,脉数。为气滞热壅证,治宜疏肝清胃,通乳消肿。

29. 答案:C 解析:失荣早期证候为气郁痰结证,应治以解郁化痰,活血散结,方选化坚开郁方。阴毒结聚证,治以温阳散寒,化痰散结,方选阳和汤加减。瘀毒化热证治以清热解毒,化痰散瘀,方选五味消毒饮合化坚二陈丸。气血两亏证,治以调补气血,化痰散结,方选八珍汤合四妙勇安汤。

30. 答案:E 解析:疥疮的临床特点有:①好发于皮肤薄嫩和皱褶处;②皮疹主要为红色小丘疹、丘疱疹、小水疱;③隧道为疥疮的特异性皮损,长约0.5mm,弯曲,微隆起,淡灰色或皮色,隧道末端有一针头大的灰白色或微红的小点,为疥虫隐藏的地方;④有奇痒,遇热或夜间尤甚,影响睡眠。

31. 答案:D 解析:淋病特点有:通常以尿道轻度不适起病,数小时后出现尿痛和脓性分泌物。当病变扩展至后尿道时可出现尿频、尿急。检查可见脓性黄绿色尿道分泌物,尿道口红肿,因为细菌感染引起,腹股沟区淋巴结可肿大。

32. 答案:C 解析:妊娠初期,每月仍有少量月经而无损于胎儿者,称为垢胎。终身不行经而能受孕的,称为"暗经"。三月一至的,称为"居经"。妊娠期,阴道少量出血,时下时止,或淋沥不断,而无腰酸腹痛者,称为"胎漏"。怀孕未足一月而流产者,其时胚胎尚未成形,人多不知有胎,称为"暗产"。

33. 答案:D 解析:月经先期阴虚血热证的发病机理为素体阴虚,虚热内生,热扰冲任,冲任不固,不能制约经血,遂致月经提前而至。

34. 答案:A 解析:月经先期主要病机为气虚和血热。脾气虚用补中益气汤或归脾汤;肾气虚用固阴煎或归肾丸。阳盛血热用清经散;阴虚血热用两地汤;肝郁血热用丹栀逍遥散。

35. 答案:B 解析:经前、经期小腹冷痛,属寒凝血瘀型。经前、经期小腹胀痛,为气滞血瘀型。经前、经期小腹坠痛,为气虚型。经期、经后小腹隐痛,为肾气亏损、气血虚弱型。经期、经后小腹灼痛,为湿热蕴结型。

36. 答案:B 解析:妊娠初期冲脉之气上逆,致使胃失和降,出现恶心呕吐,呕吐酸苦水;引动肝热气火上冲,出现胸胁满闷,口苦咽干,舌红苔黄,脉弦滑。辨证属肝热,治以抑肝和胃,降逆止呕。

37. 答案:B 解析:解毒活血汤治疗感染邪毒型。生化汤化瘀生新、温经止痛,治疗产后瘀血腹痛,恶露不行,小腹冷痛。桃红四物汤养血活血,主治妇女经期超前,血多有块,色紫稠黏,腹痛等。少腹逐瘀汤活血祛瘀,温经止痛,主治少腹瘀血积块。失笑散活血祛瘀,散结止痛,主治瘀血停滞。

38. 答案:C 解析:不孕症的主要病机为肾虚和瘀滞。肾虚有气虚 - 毓麟珠,阳虚 - 温胞饮或右归丸,阴虚 - 养精种玉汤;郁滞有肝郁(肝气郁结) - 开郁种玉汤或百灵调肝汤,血瘀(瘀滞胞宫) - 少腹逐瘀汤或膈下逐瘀汤,痰湿内阻 - 苍附导痰丸。

39. 答案:E 解析:放置宫内节育器的时间:月经干净后3~7天;人工流产术后无感染或无出血倾向者;自然流产转经后;足月产及孕中期引产后3个月或剖宫产术后半年。注意干扰项A。关键点为顺产与足月产的概念。顺产是指一种分娩方式,从阴道分娩。足月产是指妊娠足月后分娩,与不足月、早产相对应。

40 答案:A 解析:凡精神振作,二目有神,表情活泼,面色红润,呼吸调匀,反应敏捷,为气血调和、神气充沛的表现,是健康或病情轻浅之象;反之,若精神委顿,二目无神,表情呆滞,面色晦暗,呼吸不匀,反应迟钝,谓之无神,为体弱有病或病情较重之象。因此望神色是小儿望诊最重要的内容。

41. 答案:B 解析:生理性胎黄大多在生后2~3天出现,4~6天达高峰,10~14天消退,早产儿持续时间较长,除有轻微食欲不振外,一般无其他临床症状。病理性胎黄常在生后24小时内出现黄疸,黄疸持续加深,或消退后复现,3周后仍不消退。黄疸10~14天左右消退不属病理性胎黄。

42. 答案:E 解析:肺炎喘嗽起病急,有气喘、咳嗽、痰鸣、发热等症。重者可见张口抬肩、呼吸困难、面色苍白、口唇青紫等症。肺部听诊可闻及中、细湿啰音。新生儿患肺炎时,常以不乳、精神委靡、口吐白沫等症状为主,而无上述典型表现。神昏、抽搐可见于变证。

43. 答案:D 解析:大便澄澈清冷、完谷不化,为脾肾阳虚泻。感受外邪泻,大便呈水样。伤食泻,大便稀溏,夹有乳凝块或食物残渣。脾胃虚弱泻,大便稀溏,色淡不臭。气阴两伤泻,质稀如水,皮肤干燥等。

44. 答案:D 解析:抽动障碍病因是多方面的,与先天禀赋不足、产伤、窒息、感受外邪、情志失调等因素有关,多由五志过极,风痰内蕴而引发。病位主要在肝,与心、脾、肾密切相关。肝风内动是本病的主要病理特征。常见气郁化火、脾虚痰聚、阴虚风动三种证型。

45. 答案:E 解析:惊痫治以镇惊安神;风痫治以息风止痉;瘀血痫治以化瘀通窍。痰痫治以豁痰开窍,脾虚痰盛型治以健脾化痰,脾肾两虚型治以补脾益肾。

46. 答案:A 解析:水痘邪伤肺卫证治宜疏风清热,利湿解毒,用银翘散;邪炽气营证治宜清气凉营,解毒化湿,用清胃解毒汤。

47. 答案:A 解析:任脉起于胞中,具有调节月经,促进女子生殖功能的作用,"任主胞胎"。

48. 答案:B 解析:《难经》:井主心下满,荥主身热,输主体重节痛,经主喘咳寒热,合主逆气而泄。

49. 答案：C 解析：八会穴分别为脉会太渊、气会膻中、血会膈俞、脏会章门、腑会中脘、骨会大杼、髓会绝骨（悬钟）、筋会阳陵泉。其中阳陵泉又是胆的下合穴。

50. 答案：C 解析：剑突至脐中为 8 寸，其余为 9 寸。

51. 答案：B 解析：天井，在臂外侧，屈肘时，当肘尖直上 1 寸处。

52. 答案：B 解析：十宣位于手指尖端，距指甲游离缘 0.1 寸（指寸），左右共 10 穴。少冲位于小指末节桡侧，指甲根角侧上方 0.1 寸（指寸）。中渚位于手背第 4、5 掌骨间，第 4 掌指关节近端凹陷中。外劳宫位于手背第 2、3 掌骨间，掌指关节后 0.5 寸（指寸）凹陷中。劳宫位于手掌。

53. 答案：C 解析：A 为四白；B 为颊车；C 为地仓；D 为颧髎；E 为迎香。

54. 答案：D 解析：足太阴经主治脾胃病、前阴病、妇科病。

55. 答案：E 解析：水沟即为人中，具有开窍醒神的作用。太冲穴也可以用来治疗晕厥，但是太冲穴不能治疗闪挫腰痛。临床上常用水沟穴治疗急性腰扭伤，尤其是腰正中线损伤者效果为佳。委中虽然可治闪挫腰痛，但是不能治疗晕厥。

56. 答案：E 解析：腰痛主穴取大肠俞、阿是穴、委中；配穴是督脉病证配后溪，足太阳经证配申脉；寒湿腰痛配命门、腰阳关，瘀血腰痛配膈俞、次髎，肾虚腰痛配肾俞、太溪；腰椎病变配腰夹脊。

57. 答案：E 解析：遗尿取穴为小腹部任脉、足少阴经循行路线，八髎、夹脊 11 ~ 21、三阴交、太溪。

58. 答案：D 解析：慢性泄泻的主穴有神阙、天枢、足三里、公孙，天枢用平补平泻法。

59. 答案：D 解析：患者辨证为寒凝心脉之胸痹。血府逐瘀汤加减用于心血瘀阻胸痹，排除 A。瓜蒌薤白半夏汤加味用于痰浊闭阻之胸痹，排除 B。左归饮用于心肾阴虚之胸痹，排除 C。柴胡疏肝散加减用于气滞心胸之胸痹，排除 E。

60. 答案：C 解析：易惊，胆怯心悸，遇事善惊，舌淡苔白，脉虚弦，为心胆气虚之表现，治以益气镇惊，安神定志。

61. 答案：D 解析：情绪急躁，心烦失眠，为肝气不舒，郁久化火，火扰心神之表现口苦而干，舌红苔黄腻，脉弦滑数，皆为肝火痰热偏盛之征。辨证属痰火扰神，治以清肝泻火，化痰开窍。题中无阴虚表现，排除 B。苏合香丸不宜用于此病，排除 C。定痫丸治疗风痰闭阻证，无清肝泻火之功，排除 E。

62. 答案：C 解析：呕吐清水痰涎，胸闷食少，为脾不运化、痰饮内停、胃气不降之表现。水饮上犯，清阳之气不展，故头眩。水气凌心则心悸。舌苔白腻，脉滑，为痰饮内停之征。辨证属痰饮内阻，治以温中化饮，和胃降逆。

63. 答案：C 解析：刺痛为血瘀特点，患者腹部刺痛较剧，痛处不移，触之痛甚，舌质紫暗，脉弦涩，为瘀血表现。治以活血化瘀。

64. 答案：C 解析：情绪紧张时，肝气不舒，横逆犯土，脾失健运，故大便溏稀，胸胁胀闷。故辨证属肝气乘脾证，治以柔肝扶脾，方用痛泻要方。四逆散透邪解郁、疏肝理脾，题中无外感，排除 A。柴胡疏肝散疏肝行气、和血止痛，主治胁痛，排除 B。逍遥散疏肝解郁，主治肝郁血虚，排除 D。香砂六君子汤健脾和胃，理气止痛，主治脾胃气虚兼有痰湿，排除 E。

65. 答案：E 解析：气机郁滞，不能宣达，通降失滞，传导失职，糟粕内停，不得下行，故大便秘结；肝脾气滞，则胸胁胀满，腹中胀痛；脉弦为气滞之象。故辨证属肝脾不和，内有湿滞之气秘。治以顺气行滞，六磨汤调肝理脾，通便导滞。麻子仁丸、润肠丸以润肠为主，保和丸消食，排除 A、B、C。柴胡疏肝散行气疏肝，无通便之功，排除 D。

66. 答案:C 解析:湿热熏蒸,困遏脾胃,壅滞肝胆,胆汁泛溢,则身目黄色鲜明;湿阻中焦,升降失常,则恶心呕吐;小便短少,大便秘结,舌苔黄腻,脉弦数,为湿热内蕴,热重于湿之征。故辨证属阳黄之热重于湿证,治以清热利湿,方用茵陈蒿汤。茵陈五苓散、茵陈术附汤以利湿化浊为主。麻黄连翘赤小豆汤治疗阳黄初起兼表证者,大柴胡汤解表攻里,非首选。龙胆泻肝汤主治肝火夹湿热者,以泻肝火为主,非主治湿热,故非首选,排除 A。茵陈五苓散、甘露消毒丹以利湿化浊为主,排除 B、D。柴胡疏肝散以行气疏肝为主,排除 E。

67. 答案:B 解析:瘀血阻于肝脾脉络之中,隧道不通,致水气内聚,故腹大坚满,脉络怒张,胁腹刺痛。瘀热入血则颈部出现血痣,唇色紫褐。舌暗有紫斑,脉细涩,为血瘀之征。

68. 答案:C 解析:风邪袭者,肺气闭塞,通调失职,风遏水阻,则突发眼睑及四肢浮肿,肿势迅速,肢体酸重;恶风寒,舌苔薄白,脉浮为风邪外感之征。辨证属风水相搏证,治以疏风清热,宣肺行水。麻黄连翘赤小豆汤治疗湿毒浸淫证,五苓散合五皮饮治疗水湿浸渍证,实脾饮治疗脾阳虚衰证,苓桂术甘汤为治中阳不足之痰饮病。

69. 答案:C 解析:头晕耳鸣,腰脊酸软,多梦遗精,为肾虚下元不固之表现;口咽干燥,舌质红,脉沉细而数,为阴虚之表现。故治法为滋阴固肾。

70. 答案:C 解析:肝郁化火则心情急躁;横逆犯胃则胸闷胁胀,嘈杂吞酸;口干苦,大便秘结,舌红苔黄,脉弦数,为气郁化火之征。辨证属气郁化火,治以清肝泻火,解郁和胃。生铁落饮镇心涤痰、泻肝清火,当归龙荟丸清肝泻火,朱砂安神丸化痰安神,皆无解郁之功,柴胡疏肝散疏肝理气解郁。

71. 答案:C 解析:肝火犯肺之咳血,治以清火化痰、敛肺止咳。十灰散凉血止血,无敛肺止咳之功,排除 A。泻白散、贝母瓜蒌散、养阴清肺汤泄热清肺,无止血之功。泻白散需

合黛蛤散并加止血药方适用于本证。排除 B、D、E。

72. 答案:D 解析:肾失固藏,肾气独沉,故小便频数,混浊如膏。水谷之精微随尿液下注,无以熏肤充身,残留之浊阴未能排出,故面色黧黑。肾虚故耳轮焦干,腰膝酸软。命门火衰,故见形寒畏冷。舌淡苔白,脉沉细无力,是阴阳俱虚之象。辨证属下消阴阳两虚证,治以温阳滋肾固摄。

73. 答案:D 解析:湿热浸渍肌肤,故见肢体微肿,身体困重。湿热不去,气血运行不畅,故见麻木。湿热浸淫经脉,气血阻滞,故肢体痿软。胸膈痞闷,乃湿阻气机之故。湿热下注,故溲短涩痛。舌苔黄腻,脉滑数,为湿热内蕴之征。

74. 答案:A 解析:支气管肺癌患者多有吸烟史,咳嗽为刺激性干咳,咳血和痰中带血;肺脓肿患者咳大量脓臭痰,排除 B。支气管扩张患者临床表现为反复咳吐大量浓痰、痰中带血或咯血,但无刺激性干咳,排除 C。慢性支气管炎、肺气肿患者大多有吸烟病史,但不伴咯血痰,排除 D、E。

75. 答案:C 解析:心功能不全是心脏功能异常,而不能维持足够的心排出量,进而满足组织代谢需求的一种病理生理状态。临床表现为左心功能不全所致的肺循环淤血,可见咳粉红色泡沫样痰,听诊双肺底闻及湿啰音;以及右心衰所致的体循环淤血,可见下肢水肿等;面颊暗红、口绀为缺氧表现。心尖区闻及隆隆样杂音,临床上多见于风心病二尖瓣狭窄,偶可为先天性。

76. 答案:C 解析:慢性萎缩性胃炎的黏膜病变特点为黏膜呈颗粒状、黏膜血管显露、色泽灰暗、皱襞细小;慢性浅表性胃炎为红斑、黏膜粗糙不平、出血点(斑)。

77. 答案:B 解析:肝脓疡患者有明显的炎症表现,如发热等,此患者无,排除 A。继发性肝癌患者常有其他原位恶性肿瘤的临床表现,排除 B。肝脏质硬,表面凹凸不平,肝淤血

不会出现这些体征,排除 D。胰腺癌腹痛为持续性进行性绞痛或钻痛,患者无此临床表现,排除 E。诊断考虑原发性肝癌。

78. 答案:A 解析:患者婚后 2 周起病,发病急,考虑是性生活引起尿道黏膜损伤或刺激后,细菌上行感染引起,排除慢性病的可能,排除 D。尿镜检见白细胞管型,可与膀胱炎相鉴别,排除 B。患者无血尿、蛋白尿、水肿、高血压等症状,可与急性肾炎相鉴别,排除 C。肾结石主要临床表现是:疼痛,患侧胀痛、钝痛或肾绞痛,肾区叩击痛或从尿中排出结石为主,依据患者临床表现,排除 E。急性肾盂肾炎是细菌及其他微生物病原体引起的感染性肾脏疾病,起病急,寒战、高热等全身中毒的表现为其主要特征;尿频、尿急、尿痛为泌尿系刺激症状;查体:肾区叩击痛,尿细菌培养阳性,均可支持诊断。

79. 答案:D 解析:因原粒及早幼粒在血液及骨髓中比例很小,疾病为慢性,排除 C。且 ph 染色体(+),类白血病反应中,ph 染色体(-),排除 B。白细胞计数为 $200 \times 10^9/L$,排除 E。慢粒急变时,原粒 + 早幼粒 > 30%,排除 A。

80. 答案:D 解析:使用他巴唑的不良反应,一是粒细胞减少,主要为白细胞减少;二为皮疹。

81. 答案:B 解析:传染性软疣,皮损好发于躯干、四肢,散在不融合;典型损害为米粒至豌豆大小的半球形丘疹,表面呈蜡样光泽,呈灰白或珍珠色,继发感染也可发红;中心有脐凹,可挤出白色乳酪状物,又称软疣小体。寻常疣,初起为针尖大的丘疹,渐渐扩大到豌豆大或更大,呈圆形或多角形,表面粗糙、角化明显,质坚硬,呈灰黄、污黄或污褐色;好发于手指、手背、足缘等处;数目不等,初起多为一个,以后可发展为数个或数十个。掌跖疣,初发时为角化的小丘疹,表面粗糙,逐渐长大后疣体周围形成比较明显的角质环,表面光滑,质地坚硬,中心疣表面粗糙易出血,可见出

血点,多数情况下可见凝固的出血点或黑点。丝状疣,皮损表现为褐色、淡褐色或皮色,数目从单个到数百个不等,有传染性且影响美观,好发于眼睑、颈项、颏部和头皮等部位。扁平疣,质地柔软、顶部光滑、粟粒至绿豆大、淡褐色的高出皮肤表面的扁平状丘疹,好发于面部、手背部等暴露部位,极易传染。

82. 答案:E 解析:手癣,俗称"鹅掌风",皮损与足癣大致相同,多从一侧手开始,皮损主要为水疱型和角化型,浸渍糜烂型较少见。以局部治疗为主,根据不同类型而选不同的抗真菌药。水疱型可用酊剂、复方苯甲酸酒精、复方土槿皮酊。

83. 答案:C 解析:据患者恶寒、发热等临床表现,为风寒束表证。桑菊饮,应用于风热表证,排除 A;银翘散,应用于风热表证,排除 B;龙胆泻肝汤,应用于湿热毒蕴证,排除 D;黄连解毒汤,应用于热毒盛证,偏于中焦热,排除 E。普济消毒饮,用于内有热邪,外有表证,清热解毒,疏风散邪。

84. 答案:B 解析:风热之邪客于肌肤,外不得透达,内不得疏泄,故风团鲜红、灼热、遇热则皮损加重;风盛则剧痒;营卫不和则发热恶寒;舌红、苔薄黄或薄白、脉浮数为风热犯表之象。故辨证属瘾疹之风热犯表证,治以疏风清热,方选消风散。桂枝汤主治外感风寒表虚证。防风通圣散主治外感风邪,内有蕴热,表里皆实之证。银翘散、桑菊饮主治外感风热证。

85. 答案:D 解析:内痔,是生于齿线以上,由黏膜下痔内静脉丛扩大曲张所形成柔软的静脉团,排除 A;外痔,位于齿线以下,是由痔外静脉丛曲张或肛缘皮肤发炎、肥大、结缔组织增生或血栓淤滞而形成的肿块,排除 B;肛窦炎,是指发生在肛窦、肛门瓣的急慢性炎症,又称肛隐窝炎,排除 C;患者出现症状 1 周,排除陈旧性肛裂可能,排除 E。肛裂,是指肛管的全层皮肤纵行裂开并形成感染性溃疡者,患者发病 1 周,为早期肛裂。

86. 答案:D 解析:湿热下注,膀胱涩滞,证候特点为小便频数,尿道灼热或涩痛,排尿不畅,甚或点滴不通,小腹胀满,舌暗红,苔黄腻等,排除 A;中气下陷,膀胱失约,证候特点为小便频数,小腹坠胀,脱肛等,排除 B;肾阴不足,水液不利,证候特点为小便频数,尿少热赤,头晕耳鸣,腰膝酸软,五心烦热等,排除 C;下焦蓄血,瘀阻膀胱,证候特点为小便不畅,偶有血尿,舌质暗或有瘀斑等,排除 E。肾阳不足,气化无权,证候特点为小便频数,夜间尤甚,尿线变细,精神委靡,面色无华,畏寒肢冷等。

87. 答案:C 解析:气不宣达,血行受阻,冲任气血运行不畅,血海不能如期满溢,而致月经后期,量少,少腹胀闷,胸胁乳房作胀,舌苔薄白,脉弦。辨证属气滞,方用乌药汤,理气行滞。逍遥散调和肝脾。丹栀逍遥散疏肝清热。香棱丸行气活血。小柴胡汤和解少阳。

88. 答案:E 解析:月经过多的定义是月经量较正常明显增多,而周期基本正常。由题干经来量多半年,周期23天,经期7天,妇科检查无异常可判断为月经过多。

89. 答案:B 解析:色深红,质稠,伴心烦,口渴欲饮,便干溲黄,面部痤疮,舌红,苔薄黄,脉数,为血热之表现。辨证属血热型崩漏,治以清热凉血,固冲止血。

90. 答案:E 解析:湿热内蕴,与血搏结,稽留于冲任胞宫,以致气血凝滞不畅,经行之际,气血下注冲任,胞脉气血更加壅滞,"不通则痛",故出现少腹灼痛拒按,痛连腰骶,经量多,色暗红,带下量多、黄稠、臭秽,舌红苔黄腻,脉滑数。辨证属湿热蕴结证,治以清热除湿、化瘀止痛,方用清热调血汤。血府逐瘀汤主治胸中血瘀证。解毒活血汤清热解毒止血。膈下逐瘀汤主治气滞血瘀。清热固经汤主治实热血热证。清热调血汤清热除湿、化瘀止痛。

91. 答案:E 解析:大便泄泻,脘腹胀满,面浮肢肿,神疲肢软,经净渐止,舌淡红,苔白,脉濡缓为脾气虚之表现。治以补脾益气,除湿止泻,方用参苓白术散。健固汤补脾渗湿,合四神丸治肾虚型经行泄泻。香砂六君子汤、补中益气汤、白术散无除湿止泻之功。

92. 答案:B 解析:由患者 49 岁月经紊乱可知属绝经前后诸证。烘热汗出,头晕耳鸣,失眠多梦,腰膝酸软,烦躁起急,舌红少苔,脉细数,皆属于肾阴虚。辨证属肾阴虚证,治以滋肾益阴,育阴潜阳,方用左归饮。二至丸主治气血虚损。知柏地黄汤滋阴降火。甘麦大枣汤主治心气不足之脏躁。固阴煎补肾益气,养血调经。

93. 答案:A 解析:脾虚运化失职,内湿流注下焦,出现白带量多、无味、色白、质黏,纳少便溏,神疲肢倦,舌淡苔白腻,脉缓弱。辨证属脾阳虚,治以健脾益气,升阳除湿。止带方、萆薢渗湿汤主治湿热下注。参苓白术散主治脾虚夹湿。香砂六君子汤健脾止呕。

94. 答案:A 解析:肾虚无力系胎,封藏失司,以致冲任不固,出现腰酸腿软,阴道少量出血,色暗淡,头晕耳鸣,小便清长等。辨证属肾虚,治以补肾固冲,止血安胎。方药为寿胎丸。圣愈汤补气养血,主治血虚。胎元饮主治气虚。举元煎益气升提。保阴煎清热凉血。

95. 答案:B 解析:主症见口腔满布白屑,兼见面赤唇红,烦躁不宁,吮乳哭啼,此为鹅口疮心脾积热证,治宜清心泻脾,用清热泻脾散。A 用治鹅口疮虚火上浮证。

96. 答案:D 解析:脾虚则泄泻,形神疲惫,面色萎黄,大便稀薄,四肢不温。肝旺则时有抽搐。辨证属泄泻土虚木亢证。

97. 答案:D 解析:疳气症状轻;干疳消瘦症状明显;疳积有肚腹膨胀等积滞表现;疳肿胀有明显的浮肿及水湿停滞见症。本患者消瘦明显。

98. 答案:A 解析:自汗明显,伴盗汗,汗出以头部、肩背明显,动则益甚,面色少华,少气乏力,平时容易感冒,舌淡苔少,脉细弱,为表虚不固之表现。营卫不和表现为汗出遍身而不温,畏寒恶风等。气阴虚弱表现为口干、手足心灼热等。这是汗证的三个证型。

99.答案:C 解析:痫证发作期以病因辨证为主,常见的病因有惊、风、痰、瘀等。惊痫发病前常有惊吓史,发作时多伴有惊叫、恐惧等精神症状;风痫发作时抽搐明显,易由外感发热诱发,或伴有发热等症;痰痫发作以神识异常为主,常有失神、摔倒、手中持物坠落等;瘀血痫通常有明显的颅脑外伤史,头部疼痛位置较为固定。痫证虚证的辨证,以病位为主,区分脾虚痰盛与脾肾两虚。此患儿辨证为风痫,治宜息风止痉,用定痫丸。A用于惊痫;B用于痰痫;D用于瘀血痫;E用于脾虚痰盛。

100.答案:B 解析:辨证属脾肾气虚证,治以温补脾肾、升提固摄,方用缩泉丸。八正散主治湿热下注;菟丝子散主治肾气不足之遗尿;补中益气汤主治肺脾气虚之遗尿;金匮肾气丸温补肾阳,化气行水。

101.答案:D 解析:患者有发热咽痛史,颜面、下肢浮肿,按之没指,诊断为水肿。水湿内侵,脾气受困,脾阳不振,则颜面、下肢浮肿,小便短少,纳呆泛恶,身体困重,胸闷;苔白腻,脉沉缓为水湿内浸之象,故辨证为阳水水湿浸渍证。

102.答案:C 解析:阳水水湿浸渍证的治法是健脾化湿,通阳利水。健脾温阳利水用于脾阳虚衰证;宣肺解毒,利湿消肿用于湿毒浸淫证;疏风清热,宣肺行水用于风水相搏证;温肾助阳,化气行水用于肾阳衰微证。

103.答案:D 解析:治疗阳水水湿浸渍证,首选五皮饮合胃苓汤加减。麻黄连翘赤小豆汤为湿毒浸淫证首选,越婢加术汤为风水相搏证首选,真武汤为肾阳虚衰证首选,实脾饮为脾阳虚衰证首选。

104.答案:C 解析:营阴暗耗,心神失养,则出现精神恍惚,心神不宁,悲忧善哭,喜怒无常,故辨证为心神失养证。

105.答案:B 解析:心神失养证的治法是甘润缓急,养心安神。疏肝解郁,清肝泻火用

于气郁化火证;健脾养心,补益气血用于心脾两虚证;疏肝解郁,理气畅中用于肝气郁结证;滋养心肾用于心肾阴虚证。

106.答案:A 解析:治疗心神失养证,首选甘麦大枣汤加减。半夏厚朴汤为痰气郁结证首选,天王补心丹为心肾阴虚证首选,丹栀逍遥散为气郁化火证首选,归脾汤为心脾两虚证首选。

107.答案:D 解析:患者为产后哺乳期妇女,乳汁排出不畅,乳房局部疼痛,肿胀,结块,皮色微红,伴全身症状,诊断为乳痈。乳癖好发于30~45岁女性,月经期乳房疼痛、长大,有大小不等的结节状或片块状肿块,边界不清,质地柔韧,常为双侧性,肿块和皮肤不粘连。乳发可见乳房部皮肤焮红漫肿,疼痛较重,毛孔深陷,伴见恶寒发热、苔黄、脉数等,2~3天后皮肤湿烂,继而发黑溃腐,疼痛加重,伴见壮热口渴、舌苔黄腻、脉象弦数。乳痨初起乳房内有1个或数个结块如梅李,边界不清,皮肉相连,日久破溃,脓出稀薄,常伴有阴虚内热之证。乳核多见于20~30岁女性,肿块多发生于一侧,形如丸卵,表面坚实光滑,边界清楚,活动度好,可推移。

108.答案:D 解析:由患者症状可诊断为乳痈气滞热壅证,治法为疏肝清胃,通乳消肿,首选瓜蒌牛蒡汤加减。逍遥散为肝气郁结证首选,逍遥蒌贝散为肝郁痰凝证首选,透脓散为热毒炽盛证首选,托里消毒散为正虚毒恋证首选。

109.答案:B 解析:题干所述症状为乳痈初起,若病程发展进入成脓期,可见患乳肿块逐渐增大,局部疼痛加重,或有雀啄样疼痛,皮色焮红,皮肤灼热。同侧腋窝淋巴结肿大压痛。至乳房红肿热痛第10天左右,肿块中央渐渐变软,按之应指有波动感。

110.答案:B 解析:患者妊娠期间阴道少量出血,小腹空坠而痛,腰酸,可诊断为胎动不安。胎漏为妊娠期间少量阴道出血,时出时止,或淋沥不断,而无腰酸、腹痛、小腹下坠

妊娠腹痛为妊娠期因胞脉阻滞或失养发生小腹疼痛。堕胎为妊娠12周内胚胎自然陨堕。滑胎为堕胎或小产连续发生3次或3次以上。

111. 答案:A 解析:根据患者临床表现可诊断为胎动不安之气血虚弱证,治法为补气养血,固肾安胎。补肾健脾,益气安胎用于肾虚证;活血化瘀,佐以益气用于胎堕不全证;补肾健脾,固冲安胎用于肾气不足证;补肾填精,固冲安胎用于肾精亏虚证。

112. 答案:C 解析:治疗胎动不安之气血虚弱证,首选胎元饮。滋肾育胎丸为肾虚证首选,寿胎丸、桂枝茯苓丸为血瘀证首选,保阴煎为血热证首选。

113. 答案:D 解析:患儿经常遗尿,醒后方觉,诊断为遗尿。肺脾气虚,水道制约无权,则发为遗尿;气虚肺卫不固,则经常感冒;气虚机能活动减退,则面色少华,少气懒言;脾气虚运化失职,则食欲不振,大便溏薄;肌肤失养,则面白少华;舌质淡红,苔薄白,脉沉无力为肺脾气虚之象,故辨证为肺脾气虚证。

114. 答案:A 解析:遗尿肺脾气虚证的治法是补肺益脾,固涩膀胱。清热利湿,泻肝止遗用于肝经湿热证;温补肾阳,固涩膀胱用于肾气不足证;清心滋肾,安神固脬用于心肾失交证;温补脾肾,升提固摄用于脾肾气虚证。

115. 答案:A 解析:治疗遗尿肺脾气虚证,首选补中益气汤合缩泉丸。交泰丸合导赤散为心肾失交证首选,龙胆泻肝汤为肝经湿热证首选,缩泉丸为脾肾气虚证首选,菟丝子散为肾气不足证首选。

116. 答案:C 解析:肺炎链球菌肺炎发病前常有受凉、淋雨史。多有上呼吸道感染的前驱症状。高热、寒战,患侧胸痛,可放射至肩部或腹部,咳嗽或深呼吸时加剧。痰少,可带血或呈铁锈色,偶有恶心、呕吐、腹痛、腹泻,可被误诊为急腹症。

117. 答案:D 解析:肺炎链球菌肺炎早期肺部体征可无明显异常。仅有胸廓呼吸运动幅度减小,叩诊呈浊音,呼吸音减低及胸膜摩擦音。肺实变时,叩诊呈浊音,触觉语颤增强,并可闻及支气管呼吸音。

118. 答案:C 解析:抗菌药物治疗首选青霉素G。对青霉素过敏者,可用红霉素或阿奇霉素或林可霉素等,重症患者可用氟喹诺酮类、头孢菌素类等。多重耐药菌株感染者可用万古霉素、替考拉宁。

119~120. 答案:E、C 解析:心悸眩晕,胸闷痞满,渴不欲饮,小便短少,恶心,欲吐,流涎,舌淡胖,苔白滑,为水饮凌心之表现。胸闷不舒,心痛时作,痛如针刺,唇甲青紫,舌质紫暗或有瘀斑,为血瘀之表现。

121~122. 答案:E、C 解析:六磨汤顺气行滞,主治气滞便秘。四磨饮、五磨饮主治气郁之腹胀。黄芪汤益气润肠,主治气虚便秘。黄芪建中汤和里缓急,主治腹痛。

123~124. 答案:C、B 解析:肝脾血瘀表现为腹大坚满,青筋暴露,胁腹攻痛,可触及肿块。水湿内停表现为腹膨大如鼓,按之坚满,脘闷纳呆。气滞湿阻表现为腹大按之不坚,胁下胀满或痛,纳食减少。脾肾阳虚表现为腹大胀满,入暮尤甚,面色萎黄或白,肢冷浮肿。湿热蕴结表现为腹大坚满,胁腹疼痛拒按,烦热口苦,渴不欲饮。

125~126. 答案:B、A 解析:吐血胃热壅盛证治法为清胃泻火,化瘀止血,方用泻心汤合十灰散,含苦寒泻火之功。鼻衄胃热壅盛证治法为清胃泻火,凉血止血,方用玉女煎,有引血下行之功。

127~128. 答案:D、E 解析:在肺结核患者痰液中能找到抗酸杆菌,可用于鉴别慢性支气管炎与肺结核;支气管造影可见到扩张的支气管,能明确支气管扩张的部位、程度等,可用于慢性支气管炎与支气管扩张症的鉴别。

129~130. 答案:D、B 解析:脓的色泽如黄白质稠,色泽鲜明,为气血充足,最是佳象;如黄浊质稠,色泽不净,为气火有余,尚属顺证;如黄白质稀,色泽洁净,气血虽虚,未为败象;如脓色绿黑稀薄,为蓄毒日久,有损筋伤骨之可能;如脓中夹有瘀血者,为血络损伤。

131～132. 答案:D、E 解析:痈不仅局部病变比疖重,且易并发全身性化脓性感染。瘰疬预后一般良好,少数体虚的人可继发流痰,治愈后每因体虚或过度劳累而复发。流痰起病缓慢,漫肿酸痛,不红不热,化脓亦迟,溃出脓水清稀,并夹有豆腐花样物质,形成窦道后,迁延不愈,易损筋坏骨,轻则致残,重则成为虚痨,危及生命。有头疽若治疗失控或处治失时或误治,往往造成内陷之并发。红丝疔好发于前臂及小腿的内侧,病变在深部,皮色暗红,或不见红丝,但可见条索状肿胀和压痛,如不消退则化脓,严重者可引起"走黄"。

133～134. 答案:A、D 解析:形成瘤的主要病机是邪气偏盛。形成岩的主要病机是正气不足。

135～136. 答案:B、C 解析:崩漏脾虚证用固本止崩汤或固冲汤,肾气虚证用加减苁蓉菟丝子丸,肾阳虚证用右归丸,肾阴虚证用左归丸合二至丸或滋阴固气汤,血虚热证用上下相资汤,血实热证用清热固经汤,血瘀证用逐瘀止血汤或将军斩关汤。

137～138. 答案:A、C 解析:呕吐不食,或呕吐清涎,为脾胃虚弱之表现。呕吐酸水、苦水,为肝胃不和之表现。

139～140. 答案:A、B 解析:肾气虚,胎失所系,可发生滑胎。肾阳虚,命门火衰,不能

暖宫,可发生不孕症。

141～142. 答案:B、D 解析:小儿出现脾胃病时,常与喂养情况有关,询问喂养史最重要。预防接种能预防传染病,传染病鉴别时,注意询问预防接种史。

143～144. 答案:B、A 解析:风热伤络之紫癜是由风热之邪外感,内窜血络所取,治疗疏风散邪,清热凉血。阴虚火旺之紫癜为阴虚不能敛阳而致火旺,灼伤血络所致,治以滋阴降火,凉血止血。

145～146. 答案:D、C 解析:此五穴均分布在肘关节附近,都是五输穴中的合穴。曲池属于手阳明大肠经;曲泽属于手厥阴心包经;尺泽属于手太阴肺经;少海属于手少阴心经;小海属于手太阳小肠经。

147～148. 答案:A、C 解析:背俞穴定位歌:一椎大杼二风门,三椎肺俞四厥阴,心五督六膈俞七,九肝十胆八胰俞,十一脾俞十二胃,十三三焦十四肾。一至十二表示1～12胸椎,十三、十四表示腰1和腰2。

149～150. 答案:A、C 解析:常用灸法主要有三种。①艾炷灸分直接灸、间接灸,直接灸包括瘢痕灸、无瘢痕灸,间接灸包括隔姜灸、隔蒜灸、隔盐灸、隔附子饼灸。②艾条灸分为悬起灸、实按灸,悬起灸包括温和灸、雀啄灸、回旋灸,实按灸包括太乙针灸、雷火针灸。③温针灸。